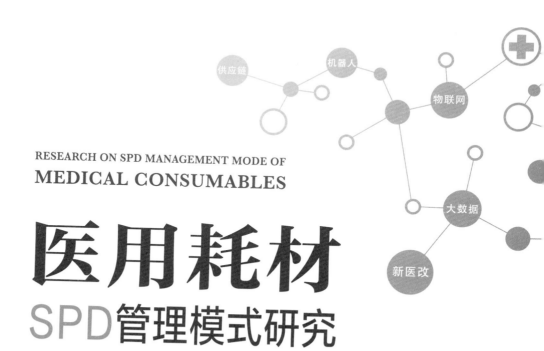

RESEARCH ON SPD MANAGEMENT MODE OF
MEDICAL CONSUMABLES

医用耗材
SPD管理模式研究

刘同柱　等／编著

中国科学技术大学出版社

内 容 简 介

本书系统研究了SPD(Supply:供应;Processing:加工;Distribution:配送)模式下医院医用耗材的管理问题,以中国科学技术大学附属第一医院(安徽省立医院)医用耗材管理为应用背景,提出医用耗材SPD管理模式,并运用有效的方法解决新模式下医用耗材库存管理、供应商管理等环节存在的突出问题,实现医院耗材资源的合理配置和耗材管理水平的提升。本书对于完善医用物资管理理论体系及指导行业内医疗机构进行医用耗材管理优化具有重要的现实意义。

图书在版编目(CIP)数据

医用耗材SPD管理模式研究/刘同柱等编著.—合肥:中国科学技术大学出版社,2020.1
(2024.11重印)

ISBN 978-7-312-04868-5

Ⅰ.医… Ⅱ.刘… Ⅲ.医药卫生材料－管理模式－研究 Ⅳ.R197.39

中国版本图书馆CIP数据核字(2019)第290846号

医用耗材SPD管理模式研究
YIYONG HAOCAI SPD GUANLI MOSHI YANJIU

出版　中国科学技术大学出版社
　　　安徽省合肥市金寨路96号,230026
　　　http://press.ustc.edu.cn
　　　https://zgkxjsdxcbs.tmall.com
印刷　安徽国文彩印有限公司
发行　中国科学技术大学出版社
开本　787 mm×1092 mm　1/16
印张　9.5
字数　231千
版次　2020年1月第1版
印次　2024年11月第4次印刷
定价　68.00元

本书编写人员

刘同柱　谷　玮　丁贞虎　童贵显
何恩全　孙　挪　慈云飞　唐倩雯
蒋　雯　刘　丹　王文婷　孙雅冬
王玉杰

序

医院医用耗材管理包括采购、存储、配送、结算等多个环节，涉及医院多个部门，是医院管理和运营中非常重要的组成部分。传统的基于单个环节和某个职能部门的粗放式管理在系统性、协同性上存在缺陷，面对现代医疗技术的迅速发展和日益增加的卫生服务需求，逐渐暴露出高成本、低效率等弊端。落后的管理模式不仅难以满足现代医院医用耗材管理的需要，也阻碍了医院其他方面的发展。管理模式的创新对于医用耗材管理效率的提高至关重要，已经成为目前医院持续健康发展和新医改政策有效落实的重要着力点。

中国科学技术大学附属第一医院（安徽省立医院）刘同柱等结合自身丰富的医院管理经验，经过多年研究和探索，在国内率先构建了基于供应链管理理念的医院医用耗材SPD管理模式，面向新形势下医用耗材管理的新需求，系统研究了医用耗材SPD管理模式下的供应、库存和配送等问题，形成一套较为完整的基于SPD管理模式的医用耗材管理新理论与方法体系，为医用耗材管理模式的应用奠定了理论基础。同时，医院管理流程的优化，对提高管理效率、控制医院成本、降低患者医疗费用也起到了积极的促进作用,成为业内广泛认可与肯定的成功典范。

刘同柱等将其五年多来在医用耗材管理模式研究与实践过程中的心得仔细梳理并编写成书,该书详细、全面地展示了他们在医院管理研究中所取得的成果,是一件值得祝贺的事情。本书内容紧贴我国医院管理实际,在采购与供应、库存与加工、院内配送、信息系统与技术应用等方面系统构建了SPD管理模式下的医用耗材管理体系。书中既毫无保留地介绍了其提出的相关研究理论,也阐述了理论指导下医院的具体管理实践,具有较好的指导和借鉴意义。

相信该书的出版能得到从事医院管理研究工作的学者和医院管理者的欢迎,为医院管理改革创新增添实践动力和信心,激励大家努力探索医院管理的新理论和新思路,为我国卫生事业的发展和医院管理理论的完善作出新的更大的贡献。

谨以此为序。

中国工程院院士

2020年1月

前言

　　随着医疗卫生事业和临床诊疗技术的飞速进步以及人民健康意识的不断增强,医用耗材的使用范围越来越广,品种、规格也日益繁杂。医用耗材的迅速发展在促进临床诊疗水平提升的同时,也给医院管理者带来了成本、效率、风险等诸多方面的管理难题。同时,随着医用耗材"零加成"政策在全国范围的快速推广,各级医院都面临着空前的运营压力,纷纷寻求降低成本的有效途径。其中,物资管理模式的创新得到了国内医院同行的广泛关注。

　　作为一种新型物资管理模式,SPD 管理模式的概念于 2011 年引入我国。早期国内部分医院以药品为管理对象进行 SPD 管理模式创新,取得了较好的效果,由此启发我们将其应用于医用耗材管理。经过多次国内外考察,我们决定围绕精益化管理,设计一种适用于我国医院的医用耗材管理新模式。经过两年多的探索,我们建立了一套完整的医用耗材 SPD 管理模式理论框架,并成功将其应用于医院管理实践。

　　医用耗材管理模式的发展如火如荼,近年来,众多医院和学者凭借各自对 SPD 管理模式的理解开展了积极而有意义的探索。但行业内至今尚无医用耗材SPD管理模式建设的统一标准,也未曾发现系统性介绍医用耗材SPD管理模式相关概念和内涵的权威书籍。本着提高国内医用耗材管理精益化水平、推动SPD管理模式标准化发展的目的,我们将中国科学技术大学附属第一医院(安徽省立医院)五年多来的SPD管理模式建设经验与心得进行了梳理,并编写成书,希望能给国内正在探索及尝试使用医用耗材SPD管理模式的医院和学者提供一些思路。

本书立足于现代医用耗材管理需求,注重理论与实践相结合,从供应链的视角全面阐述了医用耗材SPD管理模式的相关概念、内涵和主要业务内容。本书共分6章:第1章主要介绍了供应链管理、医用耗材、医院医用耗材管理、医用耗材SPD管理模式的基本概念、特点和内涵。第2章至第4章是本书的核心内容,分别介绍了SPD管理模式下医用耗材采购、供应、库存、加工、院内配送等物流环节的定义、优势、管理要求和业务范围,并详细介绍了自主设计的供应商评价模型和库存控制模型的构建过程和应用效果。第5章主要介绍了支撑SPD管理模式运作的信息系统及云计算、物联网等新兴技术在模式中的应用。第6章从区域发展、应用范围、技术应用、金融模式4个角度展望了SPD管理模式的未来发展趋势。

医用耗材SPD管理模式研究的成功开展,得到了中国工程院院士杨善林等管理学专家的点拨和指导,离不开SPD管理模式建设人员多年来不懈的努力与付出,本书在撰写过程中亦借鉴了众多业内专家、学者们的研究成果,在此特向这些专家、学者及建设人员致以深深的谢意与敬意!

由于医用耗材SPD管理模式在我国的研究时间并不长,缺乏成熟的理论和实践材料作参考,本书的撰写主要基于团队成员的研究和理解。限于笔者学识,书中难免有疏漏和不足之处,敬请广大读者和同仁提出宝贵意见!

目　录

序 ··（ i ）

前言 ···（iii）

第1章　绪论 ···（ 1 ）

1.1　物流与供应链管理 ··（ 3 ）
1.2　医用耗材分类与特征 ··（ 5 ）
1.3　医院医用耗材管理 ··（ 8 ）
1.4　医用耗材SPD管理模式 ··（15）

第2章　采购与供应管理 ··（25）

2.1　采购与供应概述 ··（27）
2.2　采购管理 ···（30）
2.3　供应管理 ···（36）
2.4　结算管理 ···（38）
2.5　供应商评价模型 ··（41）

第3章　库存与加工管理 ··（53）

3.1　库存与加工管理概述 ··（55）
3.2　库存管理 ···（58）
3.3　加工管理 ···（61）
3.4　库存控制模型 ···（64）
3.5　库存协同优化管理模型 ··（73）

第4章　院内配送管理 ···（ 91 ）

4.1　院内配送概述 ···（ 93 ）
4.2　主动推送管理 ···（ 96 ）
4.3　定制配送管理 ···（ 98 ）
4.4　追溯管理 ···（101）

第5章　信息系统和技术应用 ·································（105）

5.1　信息系统和技术概述 ·····································（107）
5.2　信息系统 ···（109）
5.3　技术应用 ···（114）

第6章　发展展望 ···（119）

6.1　区域SPD管理模式发展 ···································（121）
6.2　医用物资全面管理 ·······································（121）
6.3　物联网、人工智能等技术的深入应用 ·······················（122）
6.4　供应链金融服务模式 ·····································（122）

参考文献 ···（124）

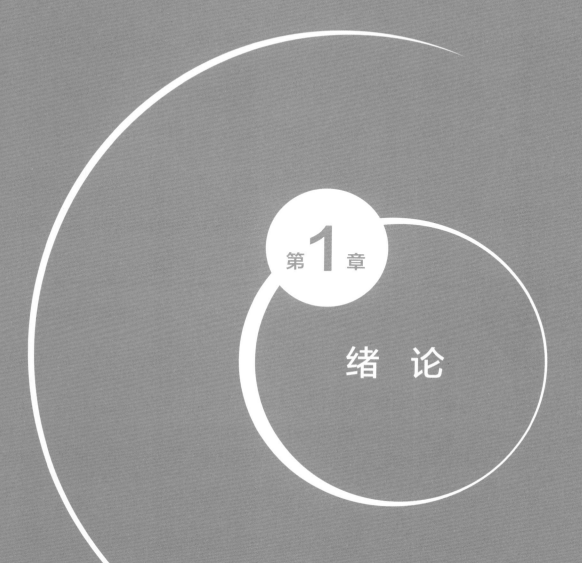

第1章

绪 论

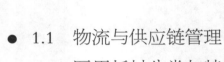

- 1.1 物流与供应链管理
- 1.2 医用耗材分类与特征
- 1.3 医院医用耗材管理
- 1.4 医用耗材SPD管理模式

1.1　物流与供应链管理

1.1.1　物流与物流管理

国家市场监督管理总局发布的《中华人民共和国国家质量标准：物流术语》对物流作以下定义："物品从供应地向接受地的实体流动过程。根据实际需要，将运输、储存、装卸、搬运、包装、流通加工、配送、信息处理等基本功能实施有机结合。"

物流管理是指为实现既定的目标，对物流的全过程进行计划、组织、协调与控制。物流管理包含运输、储运等物流环节，人、财、物、设备、方法和信息六大要素，以及计划、质量、技术、经济等职能。

现代物流管理的目标是在尽可能低的总成本条件下实现既定的客户服务水平，即寻求一种服务优势和成本优势的平衡，并由此创造企业在竞争中的战略优势。通俗地说，就是把合适的产品以合适的价格和合适的数量在合适的时间和合适的地点提供给客户。

物流管理的发展经历了以下三个阶段：

1. 运输管理阶段

物流管理起源于第二次世界大战中输送物资装备所发展出来的储运模式和技术。当时物流管理主要针对的是企业的配送业务，即在成品生产出来后，如何快速而高效地经过配送中心把产品送至客户，并尽可能维持最低的库存量。在该阶段，物流管理是在既定数量的成品生产出来后，被动地去迎合客户需求，将产品运到客户指定的地点，并在运输的领域内实现资源的最优化利用，合理设置各配送中心的库存量。

2. 物流管理阶段

在物流管理阶段，管理者利用跨职能的流程管理方式去观察、分析和解决企业经营中的问题，通过横向的物流管理整合每一个流程上的不同职能，以取得整体最优化的协同效果。在这个阶段，物流管理的范围扩展到除运输外的需求预测、采购、生产计划、存货管理、配送与客户服务等，以系统化管理企业的运作，达到整体效益的最大化。

3. 供应链管理阶段

供应链是将供应商、制造商、批发商、零售商和顾客等所有链上关联企业和消费者作为一个整体看待的系统结构。基于供应链顺利运作的物流管理,使物流业为产品的实物空间位移提供了时间和服务质量的保证,极大地提高了经济效益和效率,从而使物流管理进入了更高级的阶段。

1.1.2 供应链管理

《中华人民共和国国家质量标准:物流术语》将供应链管理定义为:"利用计算机网络技术全面规划供应链中的商流、物流、信息流、资金流等,并进行计划、组织、协调与控制。"供应链管理的目标是通过对整个供应链系统进行计划、协调、操作、控制和优化的各种活动和过程,能够将顾客所需的正确的产品在正确的时间,按照正确的数量、符合要求的质量和良好的状态送到正确的地点,使总成本达到最低。成功的供应链管理能使供应商、制造商、流通企业和渠道商降低成本、提高效率,在激烈的市场竞争中具有核心竞争力。

供应链管理在发展和企业应用中体现出非常显著的特征:

1. 专业化发展

供应链管理的专业化是指将以往分散在公司各个部门的供应链管理职能剥离出来集中在一个部门,通过具有供应链管理专业知识的人员,采用供应链管理特有的理论和方法进行运作。

2. 系统化运作

供应链管理的系统化是指基于企业整体价值最大化和长期发展的要求,构建供应链管理体系,系统推进供应链管理各方面工作。供应链管理不是传统采购与物流职能的简单合并和相加,而是站在整合企业外部上下游资源、提高企业核心竞争力、确保企业长期稳定发展的角度实施的系统性管理。供应链管理的整体观点和长期观点强调在日常采购和物流运作工作中,必须着眼于企业整体利益和长期价值的最大化,而不是局部环节和单元的最优。

3. 集中化实施

在当前的管理技术和手段的支撑下,集中化是短期内体现供应链管理成效的最有效手段,也是供应链管理体系长期建设和优化的必经之路。作为一个战术性的举措,供应链管理的集中更多地体现在操作环节上,即采购集中和物流集中。采购集中的基本要求就是增加一次交易的总量,通过规模效应提高采购方和供应方的价值。物流集中化管理主要指通过集中实现物资信息在物流全过程中的透明,以减少库存层级,提高物流供应保障的安全性。

4. 信息化支撑

信息技术是经济危机爆发前全球经济快速增长的引擎,也是近年管理应用研究的方向。供应链管理信息化的推进应严格遵循一定的路径规律。首先,对基础信息进行规范和标准化,统一语言;其次,采用适当先进的信息采集和传送技术,如射频识别(Radio Frequency Identification,简称RFID)技术、全球定位(Global Positioning System,简称GPS)技术等,实时获取最新的数据,为管理决策提供有效的支撑。在以上基础上建设先进集中、统一高效的信息系统,进行业务流程重构,打通各级公司、各部门之间的信息通道和业务流程;同时根据供应商与企业之间的不同关系,按分级管理、分类管理的原则,实现与供应商信息系统之间的交互。

有效的供应链管理能够使供应链上的成员获得并保持稳定持久的竞争优势,进而提高供应链的整体竞争力。一方面由于当前我国医疗机构管理者对供应链管理提升整体运营效率的作用的重视程度不够,另一方面由于医疗机构物资管理信息化发展缓慢,导致我国医疗机构物流和供应链管理还处于起步和探索阶段。通过创新管理模式,提升医用耗材供应链一体化和协同性,进而提升医用耗材精细化管理水平,是医疗机构需要重点解决的问题之一。

1.2 医用耗材分类与特征

1.2.1 医用耗材概念

本书对医用耗材的定义为:在开展临床诊疗活动中使用的,按国家相关法律法规纳入医疗器械注册管理的或取得上级行政管理部门行政许可的,具备医疗用途的消耗性卫生材料,包括一次性及可重复使用的医用耗材。其品种繁多、使用量大、覆盖面广,是医疗机构开展临床诊疗、临床教学和医学科研等工作不可缺少的消耗性物资。

1.2.2　医用耗材类型

医疗活动所需的医用耗材品类繁多,分类标准也不尽相同,医院大多根据自己医院的实际工作情况进行分类。常见的分类方法包括以下几种:

1. 按照价值分类

医用耗材种类繁多,规格复杂,价格也千差万别。在日常管理中,为了实现有针对性的管理,达到更好的管理效果,一般根据耗材价值的高低,结合临床实际应用情况将医用耗材划分为低值耗材和高值耗材两类。

(1) 低值耗材

低值耗材指单价相对较低且无需植入或介入人体内的卫生材料(如输液器、注射器、敷料),该类耗材需求量大、使用科室广泛,是医院开展常规诊疗活动需要使用的基础性耗材,占用了医院大量库房空间和库存成本,三级综合性医院低值耗材成本约占耗材总成本的 1/3。

(2) 高值耗材

高值耗材指单价相对较高或者需要植入、介入人体内的卫生材料,包括血管介入类、骨科植入类、神经外科类、电生理类、起搏器和体外循环类等。该类耗材大多是专科性材料,三级综合性医院中高值耗材成本约占耗材总成本的 2/3。表 1.1 列举了部分国内医院常用的高值耗材。

表 1.1　国内医院常用高值耗材

类别	举例品目
介入类	导丝、导管、支架、球囊等
神经外科类	颅内填充物、植入物等
电生理类	消融导管、标测导管等
起搏器和体外循环类	起搏导管、除颤器、人工心肺辅助材料、透析管路、分离器等
眼科类	眼内填充物、晶体等
骨科类	人工关节及其修补和固定材料等
口腔科类	用于口腔填充、牙种植、面创伤修复、根管治疗等的治疗材料
其他	人工瓣膜、高分子材料等

2. 按照用途分类

根据医用耗材在临床医疗活动中用途的不同,可将其分为7类,详见表1.2。

表1.2　医用耗材按用途分类

类别	举例品目
注射穿刺类及高分子材料	无菌注射器、静脉输液针、无菌导尿包、中心静脉导管等
医用卫生材料及敷料	纱布绷带、医用胶带、医用脱脂棉球、医用治疗巾、医用手套、医用橡皮膏等
手术室部分常用医疗器械	麻醉包、镇痛泵、气管导管、医用可吸收性缝线、缝合器、心电电极贴等
医用X射线附属设备及部件	医用X光胶片、医用X光胶片冲洗套药、高压注射器针筒等
透析器及透析管路	普通透析器、血滤器、血液灌流器、连续性肾脏替代治疗管路、内瘘穿刺针、安全细菌过滤器等
人工晶体	各类软、硬晶体等
其他	各临床科室专用的导管、导丝、支架等特殊耗材

3. 按照特性分类

在医用耗材日常管理工作中,可以根据其特性的不同进行分类管理。按耗材可否植入人体内将其分为植入类耗材和非植入类耗材;按生产产地可将耗材分为国产耗材和进口耗材;按能否在手术前确定规格将耗材可划分为备货管理类耗材和定制类耗材(如骨板、骨钉等耗材在术中才能确定所需规格型号);按可否重复使用分为一次性使用耗材和重复性使用耗材等。

1.2.3　医用耗材特点

相对于普通办公耗材和后勤物资,医用耗材有其自身的特点。

1. 品种门类多

每类耗材根据其参数和用途的不同,可细分为多个子类别,每个子类别的耗材有多种使用规格和型号;同时,随着材料技术和诊疗技术的发展,医用耗材的品种和门类呈迅速增加的趋势。据统计,目前国内医疗机构经常使用的耗材型号超过10万种。以骨科手术常用的空心螺钉为例,根据品牌、规格的不同,其具体型号超过500个。

2. 灭菌消毒性

为了保证医疗安全,医用耗材须经过灭菌、消毒措施处理,达到国家规定的卫生标准后才能应用于临床活动中。使用未达到卫生标准的耗材可能会引发各类感染以及疾病传播,是导致医院感染、医疗事故及医疗器械不良事件发生的主要原因之一。

3. 质量要求高

由于临床诊疗活动对耗材安全性有较高的要求,在保证医用耗材符合相应的卫生标准之外还要求其达到质量的可靠性和功能的有效性,这直接关系到患者的身体健康和生命安全。

4. 专业性强

由于医用耗材品种繁多、规格型号复杂,绝大多数耗材仅限于临床专业人员使用,部分专科性耗材甚至只有本科室的医务人员或销售方才能完全了解其功能和特性。

5. 更新换代快

医学技术的进步对材料科学的发展提出了很高的要求,而材料科学的发展也促进了临床诊疗技术的进步。医用耗材在医学和材料学迅速发展的基础上更新迅速,医用耗材的更新换代逐步成为医疗技术创新的重要动力。

1.3 医院医用耗材管理

1.3.1 定义与特点

医疗机构医用耗材管理指医疗机构以病人为中心,以医学科学为基础,对医用耗材的采购、储存、使用、追溯、监测、评价、监督等全过程进行有效组织实施与管理,以促进临床科学、合理使用医用耗材的专业技术服务和相关的医用耗材管理工作,是医疗管理工作的重要组成部分。其具有以下特点:

1. 管理内容复杂

医用耗材在医疗机构中的使用量巨大、供应商众多、品种和规格复杂,而使用科室的需求也不尽相同,管理这些耗材是非常复杂和繁琐的工作。同时,由于医用耗材的需求具有随机性,而医疗机构的仓库空间和存储能力是有限的。如何在既定的库存空间下,以最低的管理成本满足临床活动需要是医用耗材管理者面临的重要问题。

2. 安全性要求高

医用耗材管理中还有一个重要的特点就是安全性要求高。安全性涉及耗材的卫生和质量两个方面:在卫生方面,为避免院内感染的发生,临床上使用的耗材必须进行规范的消毒或灭菌以符合相关临床操作要求,这要求在耗材验收时要注意其消毒灭菌标志、包装是否破损等,谨防消毒灭菌措施不合格的产品流入医院。在质量方面,耗材管理者必须筛选正规厂家生产的质量可靠、功能正常的医用耗材,不但要在验收时注意其产品效期、产品包装等内容,还要及时了解医护人员对耗材使用质量的反馈评价。

3. 供应及时性要求高

临床必需的医用耗材(尤其是可替代性较差的耗材)的缺货将影响患者的生命安全,这对医用耗材供货的及时性提出了很高的要求。为了保证医用耗材的供应能保证临床医疗活动的正常开展,医疗机构应设定足够的安全库存和订货提前期,同时还要充分考虑到可能出现的突发情况。

1.3.2 管理组织

医疗机构医用耗材管理组织指由具有高级技术职称任职资格的相关临床科室、药学、医学工程、护理、医技科室人员以及医院感染管理、医用耗材管理、医务管理、财务管理、医保管理、信息管理、纪检监察、审计等部门负责人组成的医用耗材管理委员会。医用耗材管理委员会定期对医用耗材的准入、采购、监测、评价等事项进行集体论证,以形成一致的管理决策。

1.3.3 管理制度

医用耗材管理制度涉及采购、准入、储存、评价等多个方面，以下介绍部分具有代表性的医用耗材管理制度。

1. 采购管理制度

采购管理制度指医疗机构根据政府招标采购相关政策要求，结合本单位实际情况，对于不同类别、用量、单价的医用耗材采取不同形式的采购方式（如招标、比选或询价等）及对应的采购流程等方面的规定。

2. 信息公开管理制度

信息公开管理制度指医疗机构对耗材招标信息、中标信息等外部信息和耗材使用考核结果、采购执行进度等内部信息的公开对象、公开内容、公开方式、公开时间等方面的相关规定。

3. 准入管理制度

准入管理制度指医疗机构为加强医用耗材管理、规范医用耗材计划申请与准入所制定的对于医用耗材集采品种遴选、新品种准入、临时使用等相关方面规定。

4. 计划审批管理制度

计划审批管理制度指医疗机构对于医用耗材使用科室通过办公自动化（Office Automation，简称 OA）系统申请医用耗材的计划审批流程、权限、时限等方面的管理规定。

5. 储存与养护管理制度

储存与养护管理制度指医疗机构为保证医用耗材质量和使用安全，对其引入后的储存安置条件、养护规范等方面的规定。

6. 高值耗材仓储管理制度

高值耗材仓储管理制度指医疗机构根据卫生行政部门对高值耗材仓储管理的要求，对该类耗材的验收、使用、消耗、储存、追溯等环节的验收记录留存、产品标签病历存档、消耗扫码和出库复核等工作的管理规定。

7. 合同管理制度

合同管理制度指医疗机构根据合同相关法律规定,对医用耗材采购合同的签订、变更、解除、纠纷等各种情形的管理规定。

8. 使用管理制度

使用管理制度指医疗机构为保证医用耗材使用的安全、有效、经济、适宜等要求,对医用耗材使用责任主体在医用耗材申请、使用前检查、溯源管理、不良事件上报、合理使用等方面的规定。

9. 合理使用评价制度

合理使用评价制度指医疗机构运用定性、定量方法对医用耗材使用数据进行统计和分析,以评价其临床使用的合理性、规范性、经济性,并针对不同的评价结果采取相应的奖惩措施。

1.3.4　背景与现状

1. 政策及社会背景

伴随着人们健康保健意识的提高和对医疗卫生服务需求的增加,我国的医疗卫生费用增长迅速,已逐渐成为国家的重要经济增长点;同时,由于我国优质卫生资源的缺乏和不平衡,各级医院(特别是大型公立医院)普遍出现了"看病难、看病贵"问题。针对以上状况,自20世纪90年代起我国开始对医疗卫生体制实行改革,希望通过采取有效的卫生政策来实现医疗卫生行业的持续健康发展。但是,因为自身体制的缺陷和监督管理的缺失,医疗行业出现了"以药养医"的现象,间接导致药品和医用耗材的价格上涨,增加了患者的经济负担。对此,2009年中共中央、国务院发布了《深化医药卫生体制改革的意见》,提出推进公立医院管理体制改革、建立规范的公立医院运行机制,要求推进"医""药"分开、改革"以药补医"机制、逐步取消药品加成。2015年,国务院办公厅发布了《关于城市公立医院综合改革试点的指导意见》(国办发〔2015〕38号),要求取消药品加成、降低药品和医用耗材费用,通过促进以按病种付费为主的医保支付方式改革、规范药品和医用耗材使用行为,控制医疗费用,并力争将试点城市范围内的公立医院药占比总体降至30%左右,百元医疗收入中消耗的医用耗材降至20元以下。

由于医疗卫生服务量增加和服务范围的扩大,医用耗材在医疗机构医疗活动中的应用越来越广泛,使用量也越来越大。此外,由于现代医疗技术的迅速发展,医用耗材在类型、品规、功能等方面逐渐复杂化,在促进临床诊疗水平发展的同时,也给医用耗材管理者带来了高成本、低效率等众多管理难题。在国家新医改政策不断深化的背景下,医药行业面临着巨大挑战。医疗机构在为我国广大人民群众提供安全有效的医疗卫生服务的同时,不但需要增强服务能力,满足多层次个性化医疗卫生服务需求,还需响应"零加成""集中采购""两票制"等国家有关政策,处理好日趋繁琐的耗材管理工作。如何通过优化供应链,合理调配院内物流资源,提高耗材管理水平,保障医用耗材供货安全,是当前医疗机构在新医改政策持续深化背景下需要重点解决的问题。

2. 医院医用耗材管理存在的问题

目前国内医院医用耗材管理普遍存在管理意识薄弱、管理模式落后、监管严重缺失、管理混乱、浪费严重、信息化程度较低等现象,不仅导致成本居高不下、规范化管理水平低、信息不透明等问题,也蕴含着由于耗材使用不当可能引发的医疗安全隐患。以下对医疗机构医用耗材管理中的比较突出的问题进行阐述和分析。

(1) 医用耗材成本居高不下

医用耗材成本占医院成本的比重逐年增高的原因是多方面的。从医院外部看,主要是由于医用耗材的生产成本和流通成本逐年递增,且医用耗材从生产商到患者要经过多层加价环节,最终导致医用耗材的价格过高。从医院内部看,一方面是由于医用耗材的需求量日益增加,另一方面是由于医用耗材管理效率低下以及普遍存在耗材浪费和使用不合理问题。医用耗材管理效率低下主要表现为:采购方式传统单一、采购工作费时耗力和传统的"以消定采"的库存管理模式落后,以及缺乏科学的库存管理系统。医用耗材浪费和使用不合理主要表现为:临床操作不规范导致耗材废次品增多,耗材库存过剩、积压、过期,医疗过程中的"过度医疗""大处方"等行为,以及过度使用进口的、昂贵的医用耗材等。

(2) 医用耗材管理信息化程度低

虽然医院信息化管理得到一定程度的发展,但主要集中在就诊预约、病房管理、电子病历管理等临床一线活动中,而大多医院医用耗材信息化管理水平仍然偏低。一是医用耗材采购业务处理信息化水平低,大多医院缺乏供应商与医院进行业务集中处理的信息平台,而传统的基于电话、短信的粗放式订单处理方式难以应对复杂和大量的耗材采购需求。二是医用耗材院内库存管理信息化水平低,大多医院没有完善的院内医用耗材管理信息系统及配套的信息识别技术等,难以实时追溯耗材在各级库房的库存状态。此外,由于数据分析和利用的意识不足,绝大多数医院未能充分利用大量的采购和消耗历史数据进行消耗规律分析和数据统计,这也是造成信息化程度低的重要原因。

(3)医用耗材管理缺乏规范

医用耗材收费方式存在缺陷以及缺乏有效监督机制,导致临床医疗活动中的耗材使用和管理易受人的主观因素的影响,绝大部分医院广泛存在医用耗材"乱收费""替代收费"等现象,增加了患者的经济负担。此外,目前国内医用耗材缺乏统一编码标准,导致医用耗材难以规范化管理,给医用耗材的采购价格比较、应用效果评价、使用效率点评等工作带来困难。

3. 医院医用耗材管理研究存在的问题

当前,学者们开始尝试将供应链管理中的先进理论和方法应用到医疗卫生领域,针对医院物流的各个环节,提出了一系列优化方法,在降低相应环节成本方面取得了一定的成效,但依然存在以下问题:

① 现有研究着重于对医用耗材在医院某个物流环节的优化,而各环节之间存在着相互影响和制约的关系,单个环节成本的降低可能会导致其他多个环节成本的增加。此外,多数医院的医用耗材管理研究实践以定性研究或简单线性研究为主,研究成果未能有效解决现实复杂问题。要实现医用耗材总成本降低,需要从供应链整体的角度考虑问题,灵活地将生产领域的科学管理理论和方法应用到医用耗材管理研究中,构建一体化的医用耗材管理模式。

② 当前针对医院医用耗材库存水平的控制往往局限于基于医院实际库存水平的被动补货,这对于供应商的供货能力有较高的要求,而医院的供应商众多、水平参差不齐,不可避免地会存在耗材缺货现象。最大限度地降低医用耗材供货缺货率需要将传统的被动补货方式转化为主动补货方式,通过预测耗材的消耗趋势,制订科学的补货计划,进而对库存进行科学合理的控制。

③ 忽视了对供应商关系管理的研究,大多局限于研究低价采购策略以降低医院成本,而采购成本的降低会导致供应商通过提高产品销售价格、设备维保价格来转移损失的"利润"。切实降低耗材成本需要加强与供应商合作,通过科学的供应商评价和反馈机制促使供应商与医院协同合作,以实现整个耗材供应链效率提升和健康发展。

1.3.5　管理模式

国内医用耗材管理模式发展可大致分为手工管理、电子化管理、精益化管理三种模式。

1. 手工管理模式

它是一种高度依赖人工统计、纸质记录、电话沟通等方式对医用耗材进行管理的模式。医用耗材管理部门收到使用部门的耗材申请后,通过纸质报单或电话报单向供应商发布订单和通知库房拣货、配送。院内配送耗材无固定数量单元,一般以箱、袋等不固定规格包装送至各使用科室,消耗情况难以统计。验货人员对耗材进行验收时,需要人工检查纸质供应商证照、产品注册证、证照有效期等信息,验货工作量大,易出差错。

2. 电子化管理模式

即医院使用医院资源计划(Hospital Resource Planning,简称 HRP)系统等医用物资管理软件对医用耗材的基础资料、出入库及相关单据等信息进行在线管理的模式。相较于手工管理模式,该模式下医用耗材管理的信息化水平大幅提升,使用科室可在线申请物资,耗材管理部门可在线汇总采购数据,出入库数据更加准确,有效避免了线下制纸质单极易出差错的问题。

本书将以上两种模式视为传统模式。传统模式基于单个环节和某个职能部门的分散式管理逐渐暴露出高成本、低效率等弊端,不仅难以满足现代医院医用耗材管理的需要,也阻碍了医院其他方面的发展。因此,基于全流程追溯和第三方服务的精益化管理模式逐渐得到当前国内医院的广泛关注。

3. 精益化管理模式

即通过引入第三方专业物流服务商和集成化信息平台,将采购、库存、配送等环节的工作统筹管理,提高物流效率,降低管理成本,实现医用耗材的全流程闭环管理,提升精益化管理水平。相较于传统管理模式,该模式下的耗材管理不仅在信息化水平上得到大幅提升,在医用耗材物流作业的专业化程度上也有较大的进步。

1.4　医用耗材 SPD 管理模式

1.4.1　医用耗材 SPD 管理模式概述

1. 定义

医用耗材 SPD 管理模式是在供应链一体化思想指导下产生的一种典型的精益化管理模式,它是以保证院内医用耗材质量安全、满足临床需求为宗旨,以物流信息技术为支撑,以环节专业化管理为手段强化医院医用耗材管理部门的全程监管,以协调外部与内部需求为主导,对全院医用耗材在院内的供应、加工、配送等物流环节所开展的集中管理模式。在医用耗材管理中,SPD 管理模式通过联动医用耗材内外供应链上的核心成员,对医用耗材进行统筹管理,实现管理效能的提高。SPD 管理模式综合考虑了医用耗材在医院中各管理环节的运作规律、特点以及相互间的联系,在供应链管理理论和信息技术的支撑下,对传统的医用耗材管理方式进行优化和改善,是适用于当前社会和医疗背景的新型耗材管理模式。

2. 研究现状

在 20 世纪 60 年代,Gordon A. Friesen 针对医院经营过程中出现的危机,提出了"物资购入、灭菌消毒产品等医院流通产品的供给管理和一体化构想计划",该构想是 SPD 管理模式的雏形。20 世纪 90 年代,国外学者受丰田汽车 JIT(Just in Time)生产方式启发,将 JIT 模式应用到医疗领域,并形成了初步的医用物资 SPD 管理模式理念,即通过借助信息化系统对医疗机构的经常性物品(包括药品、耗材、医疗器械等)的日常采购、使用、回收和配送等过程采用一元化管理的模式。在当时,这一管理工具被部分应用到医院的日常经营管理过程中,并取得了良好的效果,即采取服务外包的方式进行医院耗材的物流管理,日常的耗材采购、验收、库存以及补货等活动均由第三方负责,医用耗材全部根据科室使用特点被包装成各类塑料包裹,并贴有纸质标签卡片以便识别耗材名称、耗材数量以及使用部门,医院根据收集的卡片信息统计耗材的消耗量与供应商结算。该方式可减少病区物品库存量,保证医用物品在有效期内使用,把握临床各单位的消耗动态,降低成本并减少护士用于物品管理的时间,使专业护理人员能更专注于服务病人。

在国内,SPD管理模式最早是在"药品零加成""降低药占比"等卫生政策要求的背景下,医院为降低管理成本而引入的。国内SPD管理模式研究和应用起初主要集中在药品管理领域,大多通过引入第三方管理运营的SPD药品物流管理系统,实现医院药品供应和库存管理水平的提升。医用耗材SPD管理模式在我国的研究相对较晚,中国科学技术大学附属第一医院(安徽省立医院)于2013年率先开展了医用耗材SPD管理模式的探索,对医用耗材的采购、库存、配送、消耗、结算等环节实行院内一元化管理,取得了良好的效果。目前,随着越来越多的国内医院对医用耗材SPD管理模式进行探索和应用,该模式在理论研究应用、信息技术融合等方面取得了明显的进步。

综上所述,目前国内外学者针对医用耗材SPD管理模式开展了一些研究,在推进医用耗材管理信息化和科学化上取得了一定的成果。

3. 管理对象与范围

SPD管理模式以医用耗材为管理对象,借助分级库房对其进行统一管理。院内医用耗材库房可划分为中心库(一级库)、科室库(二级库)、拆零库(三级库)三个级别。中心库(一级库)为SPD服务中心,是院内医用耗材周转的关键区域;科室库(二级库)为医院内部各二级消耗点,包括临床病区、手术室、供应室、导管室、内镜中心等;拆零库(三级库)用于临时放置二级库定数包拆零后的耗材,如诊疗室、治疗车等。

4. 业务主体及关系

SPD管理模式中的业务主体包括医院、供应商和服务商。医院提出医用耗材需求,供应商响应需求,根据医院发出的采购订单,及时、保质、保量地配送耗材至医院;服务商负责协助医院做好需求计划与订单响应的衔接工作,通过提供信息平台、服务人员等,保障供应采购业务的开展。

SPD管理模式服务商是医院的第三方服务提供商,提供高效的医用耗材管理信息平台和专业的院内耗材物流管理服务,具有专业性、独立性、契约性等特点。专业性是指服务商提供的服务项目是依据物流作业标准实施的,所有服务人员都须通过统一的专业化培训;独立性是指服务商独立于供需双方,不参与医院药品和耗材的供应业务,仅提供平台服务;契约性是指供需双方与服务商的关系受法律保护和约束,应在契约框架内活动。

1.4.2　管理目标及特点

SPD管理模式的管理目标是在保证院内医用耗材质量安全、保障使用科室及时供给的前提下,通过理论应用和方法创新,提升院内物流管理和服务水平,实现患者利益最大化,从而提升社会效益。其具体特点包括:

1. 平台化

医用耗材供应链包括院内供应链和院外供应链两部分。院内供应链借助院内精益化管理平台,管理从医用耗材入院到最终消耗全流程的业务,通过与院内使用科室进行沟通,将采集到的使用科室耗材出入库信息及时传递至中心库房分类汇总,中心库房根据获取的各科室耗材消耗信息安排补货;院外供应链借助院外供应采购管理平台,将汇总后的各科室需求信息传递至供应商,供应商响应订单后,配送耗材至医院并进行验货。

2. 智能化

在应用医用耗材供应链管理模式时,一方面通过运用物联网技术,引入医用物资智能存储柜、手术室智能物流机器人等科技设备辅助耗材管理,实现医用耗材管理的高效智能化;另一方面,引入定数设置、库存控制和供应商评价等多种数学模型,在实际运作过程中,所有数据相关的操作也都是通过智能运算自动实现的。

3. 协同化

协同化主要体现在业务流程上,医用耗材供应链管理模式中的采购量设置、供应商信息反馈、医院库存控制以及科室推送等各环节是多级联动的,不但涉及耗材管理部门与使用科室之间的协同,也涉及医院与供应商之间的协同。在医用耗材供应链管理模式下,涉及供应商、中心库、使用科室以及病房、诊间、手术间的各级耗材库存,实现了协同联动。

1.4.3 SPD管理模式内容

1. 模式内涵

医院医用耗材供应链由院外供应链和院内供应链组合交叉而成,它要求医院不仅要考虑内部供应链的功能、业务和流程的整合,还要考虑与院外供应链高效合作与协同,实现内外供应链的一体化管理。在医用耗材供应链中,院外供应链的主要环节有订单处理、分拣配货、干线运输、终端配送等,而院内供应链主要环节包括验收上架、拣货加工、科室上架、科室消耗、制订需求计划等,如图1.1所示。

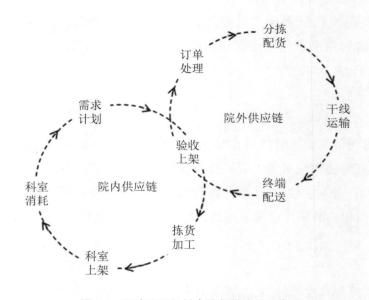

图1.1 医院医用耗材内外部供应链示意图

在医院医用耗材管理中,SPD管理模式通过整合内外供应链资源,充分利用供应链协同优化的优势,对医用耗材实行统筹管理,实现管理效能的提升。它是一种由医院物资管理部门主导的、基于信息和物流技术的全院耗材一体化管理模式。在该模式中,S(Supply)代表供应管理环节,P(Processing)代表加工管理环节,D(Distribution)代表配送管理环节。SPD管理模式综合考虑了医用耗材在医院中各管理环节的特点、运作规律以及其间的相互联系,在相关管理理论和技术的支撑下,对传统的医用耗材管理方式进行优化和改进,是一种适用于当前社会和医疗背景的耗材管理模式。

2. 物理模型

SPD管理模式下的医用耗材管理涉及医用耗材供应商、医院耗材管理部门和使用科室三方之间的协作。具体地说,医用耗材供应商线上接收医院的耗材需求订单,在订单接收确认后根据需求信息制作配送单据,完成分拣配货。供应商将耗材送至医院后,验收人员进行耗材扫码验收、上架入库。当获取院内消耗点(病区、门诊、手术室等)的补货需求信息时,系统自动生成注有待补货耗材种类、规格、数量等信息的拣货标签,中心库管理人员依次完成耗材的分拣和定数加工。加工后的耗材定数包由专人定期推送到院内各消耗点,当耗材定数包上的条码在使用部门被扫描(表示已被消耗)后,医院根据系统获取的定数包消耗数量与供应商进行结算,如图1.2所示。

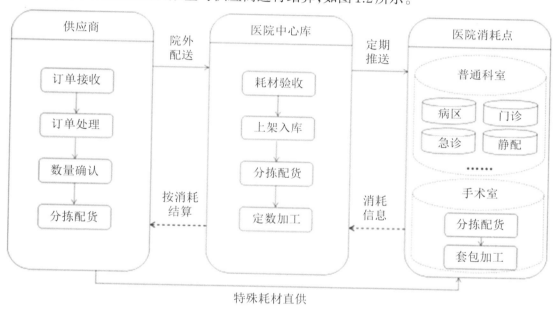

图1.2 医用耗材SPD管理模式的物理模型

3. 优化模型

如图1.3所示,医用耗材SPD管理模式围绕供应(S)、加工(P)、配送(D)三个环节,对医用耗材的物流、资金流和信息流实行集成管理。在供应管理方面,分别采取了耗材分类、供应商评价、供应商整合和耗材在线采购四项措施促进医用耗材采购和供应业务的线上集中处理。在库存及加工管理方面,通过建立耗材中心库、定数包加工、条码管理和库存控制四项优化措施实现医用耗材的全程追溯和精确管理。在院内配送方面,运用了消耗监测、主动推送和定制配取等方式提高院内耗材配送的及时性和准确性。

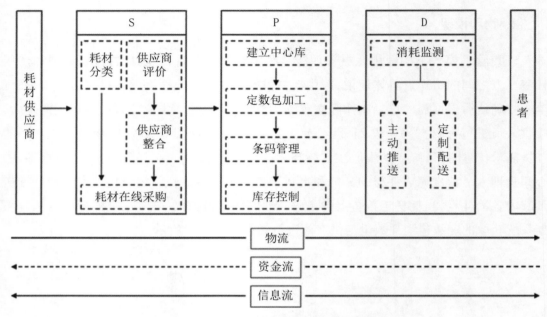

图1.3　医用耗材SPD管理模式的优化模型

4. 业务流程

SPD管理模式通过建立供应采购平台在线处理医用耗材供应采购业务,设立医用耗材中心库房用于加工和中转耗材,通过实时监测消耗点库存水平、定期推送耗材至各使用科室等措施优化了医用耗材管理的流程。SPD管理模式和传统模式下医用耗材管理业务流程上的具体差异如表1.3所示。

(1) 供应和采购

在传统模式下,医院中的耗材供应商关系管理落后,而且医院耗材采购人员要通过电话报单等方式传递订单,采购效率低下,采购部门工作量繁重。而SPD管理模式通过科学评价和筛选出可靠的供应商进行合作,保证了耗材供应的安全性和及时性;通过外部业务重组,实行相对集中化的供应管理,减少医院采购人员繁重的采购工作量;通过对医用耗材实行一品单规及双规管理,避免了由于耗材品规繁多带来的复杂的管理工作;通过医用耗材供采平台协同管理采购和供应业务,实行耗材、货款和发票的线上管理,实现了订单的核实与接收、耗材的配送、货款的状态以及发票的进度等信息的实时查询。

(2) 验货和入库

在传统模式下,医用耗材验收人员在每次查验耗材品牌、包装等信息的同时还需要重复查验供应商证照、产品注册证、证照有效期等信息,工作量大且效率低下。SPD管理模式通过引入医用耗材证照资质管理系统,实现证照资质自动管理,减少人为重复资质查验工作;通过引入送货排队计划,有效安排供应商有计划地按时送货,减少扎堆送货;通过实行电子验收管理,实现了批号效期系统自动验证和扫码入库上架。

表1.3 传统模式和SPD管理模式在业务流程上的差异

环节	传统模式	SPD管理模式
供应和采购	供应商关系管理模式落后;采取电话报单等方式进行采购	实行供应商评价和供应商整合;对耗材实行分类采购,引入供应采购平台统一在线处理采购业务
验货和入库	人工查验供应商和产品证照信息;手工录入入库信息	实现证照资质自动管理,电子化验收管理,批号效期系统自动验证,扫码入库、上架
存储和拣货	各级库房独立管理,缺乏信息共享;人工估计拣货量;无分类货架	设置中心库,对各科室实行"实时消耗减库存",实现了医用耗材各级库存可视化管理;中心库人员根据系统自动"波次"的拣货条码去指定的货架拣货
加工和配送	简单地将大包装的耗材拆零为小包装;消耗科室提出补货申请后自行领货	库房管理人员结合医护人员的使用习惯将耗材加工成定数包,对于定制及手术耗材进行个体化手术包加工;库房人员根据科室实际消耗量定期主动推送,同时对手术耗材实行定制配取方式
消耗和结算	货票同行,供应商送货到医院即可凭发票结算;科室以领代销	科室扫码消耗拆包后,耗材物权转移到医院;耗材消耗后医院按照实际扫码数量与供应商进行结算

(3) 存储和拣货

在传统模式下,医院各级医用耗材库房独立管理,缺乏信息共享,而SPD管理模式借助院内耗材管理系统对科室实行"实时消耗减库存",全程监测耗材在各级库存中的状态,实现了医用耗材可视化管理。在传统模式下,使用科室在需要医用耗材时向耗材管理部门提出申请,管理部门确认信息后再汇总向供应商发送订单或通知库房拣货、推送,耗材供应周期长,各科室请领缺货情况较为严重,影响了临床医疗活动的正常运行。而SPD管理模式在基于医院历史数据分析的基础上确定科室库的安全库存量、补货点、最大库存量等变量,当消耗量降至科室库安全库存时,系统将按照各科室预计使用量自动"波次"出各类耗材的拣货条码,拣货员根据条码去指定的货架拣货。

(4) 加工和配送

在传统模式下,医用耗材以供应商配送时的大包装(箱、袋)或拆零后的小包装(个)为单位配送给各消耗科室,耗材的消耗情况难以追溯和统计。在SPD管理模式下,耗材中心库管理人员结合医护人员的使用习惯和以往消耗规律将耗材加工成定数包,实行条码管理,定期主动推送至使用科室;对于手术耗材,将其加工成个体化手术套包,采取定制配取的方式提供给手术室。SPD管理模式除了实现了耗材全程追溯外,还可以跟踪到患者的耗材实际使用量,实现按病人或病种核算耗材成本。

(5) 消耗和结算

相较于以往供应商货票同行、科室以领代销的模式,SPD管理模式实行消耗后结算的方式。科室库医护人员取用定数包时进行扫码拆包,即代表定数包被消耗,耗材物权转移至医院,医院按照拆包数量与供应商进行财务结算,这样的消耗结算方式大大降低了医院的库存成本和风险。

1.4.4　SPD管理模式分析

在我国医疗卫生改革不断深化的大背景下,医疗机构在为广大患者提供优质医疗卫生服务的同时还需要考虑到自身的生存、发展和效益等方面的问题。而在药品和医用耗材等成本高居不下、传统收益项目难以得到拓展的前提下,通过建立一体化的医用耗材管理模式,优化医用耗材管理流程、提高耗材管理效率,是当前形势下控制医疗机构成本的一个有效突破口。SPD管理模式在相关管理理论和技术的支持下,打破了传统医用耗材管理过程中各环节之间的壁垒,实现了医用耗材从供应商到最终消耗的全过程可视化管理,是非常值得国内医疗机构尝试的一种耗材管理模式。

1. SPD管理模式下的医疗费用控制

SPD管理模式在医疗费用控制方面起到的作用主要体现在如下几个方面:

(1) 节约耗材支出,促进精准计费

在患者诊疗费用中,医用耗材费用占有较大的比重,而SPD管理模式通过优化医用耗材管理流程不但节约了医院的耗材成本支出,同时还促进了门诊和住院患者的精准计费,直接或间接地降低了患者的诊疗费用。

(2) 筛选耗材目录，限制耗材使用

SPD管理模式通过对医用耗材进行分类和对耗材供应商进行评价、整合，筛选出符合医保要求的耗材目录，促进了临床诊疗活动中的医用耗材使用与医保管理的有效融合，使得临床医务人员可以参照医保耗材目录进行有针对性的临床决策，缓解了因盲目使用进口或价格较高的耗材而导致的医疗费用上涨。

(3) 实行有效监管，规范医疗行为

在消耗监测和库存控制的基础上，SPD管理模式实现了医用耗材从到达医院到最终消耗的全程透明化管理，规范了医务人员使用医用耗材的行为，降低了耗材浪费和不规范使用的可能性。同时，通过与医院信息系统(Hospital Information System，简称HIS)进行对接，结合临床路径，对比患者病历系统和耗材消耗监测系统中的耗材使用情况，对实时监督医用耗材的不合理使用提供了数据支持。

(4) 加强成本管控，助力医疗改革

SPD管理模式采取手术套包的方式管理手术室所需耗材，按照单病种付费的要求将病种所需的医保目录中耗材打包赋码。这种管理方式一方面将手术耗材成本精确到个人，便于医院实行成本管控；另一方面也规范了手术耗材的使用，促使医务人员使用医保目录内的耗材，从而达到降低手术成本的目的。此外，这种方式对于促进医疗服务收费模式改革也起到了积极的作用。

2. SPD管理模式的优势

与国内其他新型医用耗材管理模式相比，本书提出的SPD管理模式有如下几点优势：

① 在耗材在线采购的基础上采取耗材分类采购的方式对具有不同价值和消耗特征的医用耗材采取有差异的采购和供应策略。这样一方面促使采购人员优先处理对于临床相对重要的医用耗材，保证医疗活动的正常运行；另一方面也提高了在线采购的运作效率。

② 采取供应商整合和供应商评价的方式对医用耗材供应商实行集中式、淘汰制管理，促使供应商在开展协同合作和良性竞争的基础上采取基于医疗任务、医用耗材多品种等的协同供货模式，保证供应商及时为医院提供具有价格优势、有安全和质量保证的医用耗材。

③ 在对临床病区采用定数包管理方式的基础上，根据手术排程、医生手术习惯和术式特点在手术室库房设置手术套包，并对手术所需的可备货耗材进行管理。这样一方

面提高了手术准备工作的效率,另一方面也规范了手术耗材使用行为,大大减少了手术耗材浪费现象。

④ 在对各科室以往医用耗材消耗规律和特征进行分析的基础上,运用医用耗材库存控制模型实现医用耗材多级库存的协同优化,加快了各库存点医用耗材的周转率,在保证临床活动需求的同时,也避免了库存积压的问题,有效降低了医用耗材的库存成本。

⑤ 在对各消耗单元库存及消耗情况实时监测的基础上,考虑了多种情形下的配送方式,采用库存信息警报和补货及时反馈的方式减少医用耗材二级库房的闲置时间,不但加快了各级库存医用耗材的周转率,满足了各消耗科室的耗材供货需求,还减少了医护人员管理耗材的工作量。

当然,由于SPD管理模式引入我国的时间较短,供参考的实践经验相对较少,在具体实施的过程中可能会遇到很多传统的、SPD管理模式无法解决的困难和问题,这需要灵活地对SPD管理模式进行创新和改进,结合医院的实际情况制订科学、合理的实施计划和方案。此外,由于SPD管理模式是以信息一体化为支撑的,在实施方案合理的前提下,SPD管理模式的成功实践还需要院内信息、物流、护理、医务、财务等多部门的协同参与和外部供应商的及时响应。

（刘同柱　谷玮　丁贞虎　童贵显　慈云飞　孙挪　编写）

第2章

采购与供应管理

- 2.1 采购与供应概述
- 2.2 采购管理
- 2.3 供应管理
- 2.4 结算管理
- 2.5 供应商评价模型

2.1 采购与供应概述

2.1.1 管理目标

采购与供应是医用耗材管理中的重要环节。在综合性医院中,医用耗材采购金额约占医院总成本的五分之一,仅次于药品。传统模式下的耗材采购供应环节存在采购量不准确、订单无法实时跟踪、验收效率低下、采购时效性难以满足临床需求等问题。SPD管理模式下的医用耗材采购与供应管理通过采用专业化管理手段,合理确定采购策略和采购量,避免采购过量、供应短缺等事件的发生,保障医用耗材供应安全、及时、高效。

2.1.2 管理措施

1. 分类采购管理

根据医用耗材产品属性、消耗特征、应用区域的不同,医用耗材采购采取定数类采购和定制类采购两种方式。定数类采购主要针对用量大、消耗具有规律性且可在院内备货的医用耗材,而定制类采购主要针对因单价相对较高,一般不在医院内备货或在手术实施过程中才可确定所需规格型号(如骨科类耗材)的医用耗材。

2. 在线协同商务

SPD管理模式搭建具有订单管理、结算管理等功能的采购平台,让医院和供应商在线处理采购和供应业务,实现货、款、票的线上管理,在平台上可实时查询采购订单执行进度等信息,采购效率高。

3. 资质证照电子化管理

传统资质证照管理存在查阅工作量大、证照更新不及时等问题,SPD管理模式运用证照管理信息系统,具有证照实时查询、实时调取、自动效期提醒等功能,极大地降低了证照管理工作量,提高了证照查阅、证照更新、耗材验收等工作的效率。

4. 供应商考评管理

作为采购和供应管理中的一个重要组成部分,供应商管理贯穿于采购和供应管理全过程,全面、客观地评价供应商,优选可靠的供应商进行长期合作,有利于医院降低采购风险和成本、提高医疗服务能力。SPD 管理模式通过建立评价模型、设计指标权重,对供应商订单响应等数据进行分析,考核供应商的供货能力、产品质量、售后服务等。

2.1.3 管理模式

SPD 管理模式下的采购与供应管理基于医用耗材消耗特征,针对不同应用场景的耗材采取定数、定制等差别化的采购策略,优化采购与供应的业务流程;通过建立供应采购协同商务平台,实行货、款和发票线上管理,实现了订单接收、耗材配送、付款状态等信息实时查询的功能;基于供应商评价模型设置供应商评价体系对供应商进行考评和整合,提高医院对于供应商的议价能力,促使供应商提供更加优质的服务。SPD 采购供应模式如图 2.1 所示。

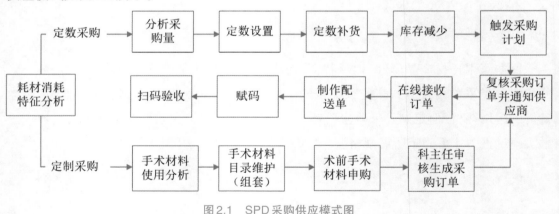

图 2.1　SPD 采购供应模式图

2.1.4 优势分析

在传统的医用耗材采购方式下,各科室库房管理人员人工统计科室库存量、预计所需补货量,提交采购申请至采购部门,采购部门汇总后再以纸质或电话形式将订单报送给供应商,供应商接收医院的采购订单后完成耗材配货、配送入院,待医院验收入库后,通知申请科室领用。

相较于传统模式,SPD 管理模式下的采购与供应管理在采购策略、采购方式、供应质量控制等方面具备一定优势,如表 2.1 所示。

表 2.1 传统模式与 SPD 管理模式下的采购与供应管理

管理内容	传统模式	SPD 管理模式
采购策略	人工统计、主观估计	分类采购、自动计算
采购方式	电话报单、纸质档案	平台化采购、电子化档案
供应质量控制	难以获取进度	过程追溯、供应商考评

1. 采购策略

在传统模式下,需要在人工统计库存量的基础上,根据科室历史消耗量及个人经验估计补货量,提交采购申请;采购员人工汇总各科室采购申请后,再向供应商发出采购订单。SPD 管理模式通过运用库存控制模型合理设置补货量,自动生成采购计划,解决人工估计采购量的低效率问题,保证采购工作科学、高效;同时,采取定制类采购和定数采购等多种采购策略,应对不同情形下的耗材需求。

2. 采购方式

传统模式下的耗材采购多借助纸质订单、电话报单等方式进行,订单传递效率低下,易出差错。供应商配送时需携带配送单、证照、合同等纸质文件交由验收员查验,重复验收纸质文件的工作量较大。SPD 管理模式通过供应采购平台实现系统订单自动生成、自动将订单推送给供应商,还引入了即时通信系统将采购订单以短信形式通知供应商。此外,在 SPD 管理模式下供应商可根据采购计划获取电子化订单信息,补充医用耗材批号、效期、数量等信息后即可在线完成配送单制作。最后,通过构建电子化资质证照系统、合同管理系统实现无纸化采购档案管理和产品授权链路追溯。

3. 供应质量控制

在传统采购模式下,由于缺乏高效的信息追溯平台和科学的供应商评价体系,难以获取采购订单从发送到完成配送过程中各环节的进度,也难以获取供应相关指标和数据对供应商进行考评。SPD 管理模式通过供应采购平台可实时获取供应商处理订单的进度、状态,并基于历史供应数据运用评价模型对供应商进行综合考核评价,实现供应全过程的质量控制。

2.2 采购管理

2.2.1 基本概念

SPD 管理模式下的医用耗材采购管理是指为保证医院的耗材供应,通过运用信息技术和科学管理方法对采购业务过程中的采购计划、采购订单、采购目录等内容进行统一组织、实施与控制的管理过程。

2.2.2 管理要求

1. 在线处理采购业务

SPD 管理模式下的医用耗材采购计划汇总、采购订单发送以及发票结算等采购业务全程线上处理,采购流程中各环节须严格设置相应的管理和操作权限,以保证采购流程稳定运行。

2. 灵活运用采购策略

针对具有不同消耗特征和应用场景的医用耗材采取有差别的采购策略,在保证临床需要的同时满足使用部门的个性化需求。

3. 采购档案电子化

对医用耗材采购过程中涉及的资质、合同等采购业务相关档案实行全面电子化管理,满足对相关材料的即时查阅、检索、统计等需求。

2.2.3 管理内容

SPD 管理模式下的采购管理主要包括目录管理、资质证照管理、合同管理、采购计划管理、采购订单管理等内容。

1. 目录管理

医用耗材使用目录包括正式目录和临时目录。医院医用耗材管理委员会集体审议通过的耗材品种纳入正式目录,临时使用但未经过医用耗材管理委员会集体审议的耗材品种纳入临时目录。以下对医用耗材目录管理中的准入、启用、停用、调价和变更五种场景分别进行阐述。

(1) 准入

对于医院未正式引入的新耗材,通常由使用部门提出申请,经由医务管理部门、护理管理部门(护理类耗材)、医院感染管理部门、财务部门、医保部门等给予审批意见后由医用耗材管理部门汇总提交至医用耗材管理委员会集体审议。审议通过的耗材即可正式招标引入。医用耗材准入流程如图2.2所示。

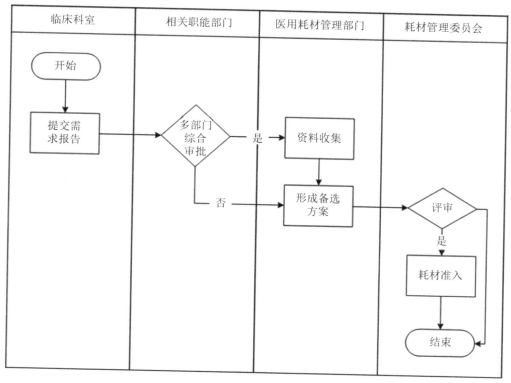

图2.2 医用耗材准入流程示意图

（2）启用

对于经医用耗材管理委员会集体审议通过的耗材，由医用耗材管理部门根据使用科室提供的产品初始参数制定招标参数，移交招标采购中心进行招标。确认中标的耗材须在主数据系统中维护基础信息，并同步数据至财务系统，生成耗材词条。医用耗材启用流程如图2.3所示。

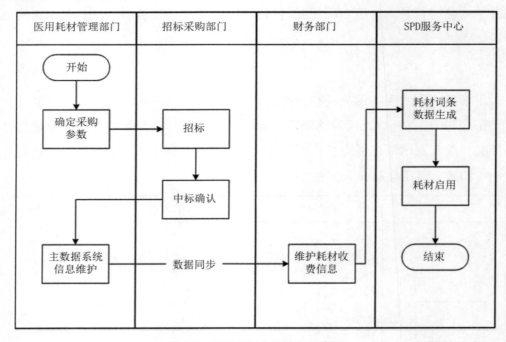

图2.3 医用耗材启用流程示意图

（3）停用

对于授权到期、合同到期、质量存在问题的耗材，医院会及时停用其词条。在主数据系统上执行耗材基础档案停用维护操作的同时，会自动触发HIS收费系统的收费项停用（需财务管理部门在系统进行停用确认），SPD服务中心依据"停用通知"办理耗材的退库业务。医用耗材停用流程如图2.4所示。

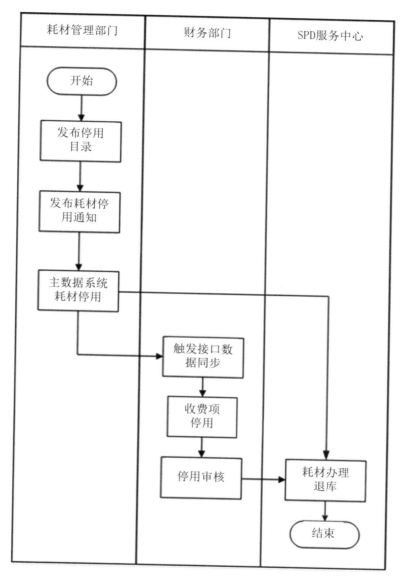

图2.4 医用耗材停用流程示意图

（4）调价

对于因政策、成本等原因导致供应商提出的调价申请,经医院相关部门审核同意后,在SPD主数据系统中进行价格维护,价格可同时同步到HIS收费系统,医院各部门即按照新收费价格执行。医用耗材调价流程如图2.5所示。

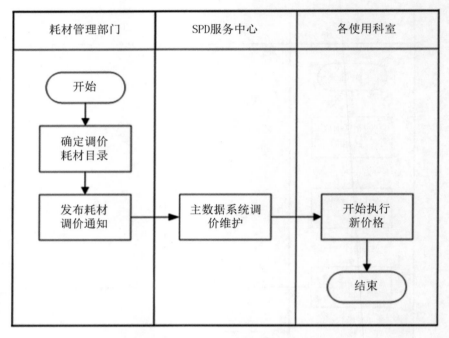

图 2.5　医用耗材调价流程示意图

(5) 变更

对于因授权、合并、更名等原因导致的医用耗材供应商变更,需在医院审批程序完成后在 SPD 主数据系统重新维护供应商档案信息及供应商所供医用耗材目录信息,再执行新的供应商订单。医用耗材供应商变更流程如图 2.6 所示。

2. 资质证照及合同管理

医用耗材证照、采购合同等档案的管理是采购管理工作的主要组成部分,物资档案的信息准确程度、查阅便捷程度如何是影响采购工作效率的重要因素。

SPD 管理模式通过建立电子档案管理系统对供应商及其供应产品的证照信息、授权信息、与医院的采购合同等信息实行在线管理,并设置了证照效期预警提醒,在证照到期前提醒供应商及时更新。

医用耗材配送至医院时,验收人员可在平台上核验供应商、医用耗材采购合同及其有效期等相关信息。

纳入管理的资质证照包括企业营业执照、企业经营许可证、医疗器械注册证、产品授权书、业务员授权委托书、产品合格证、产品质检报告、冷链温湿度报告、产品注册证、备案凭证、产品授权书、采购合同等材料。

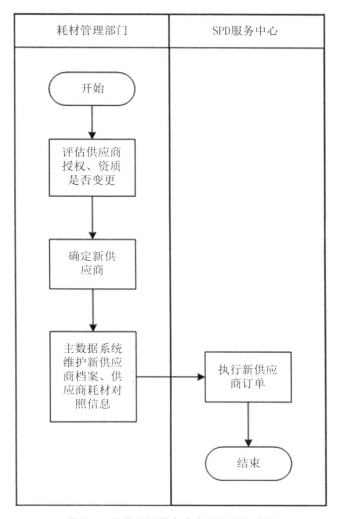

图2.6 医用耗材供应商变更流程示意图

3. 采购计划及订单管理

在SPD管理模式下,采购计划根据采购类型的不同,分为定数类采购计划和定制类采购计划两种。

(1) 定数类采购

定数类采购计划指当库存水平降至补货点时自动发起采购任务的采购计划。根据发起科室的不同,分为中心库采购计划和科室库采购计划。

中心库采购计划指在中心库备货系统内设置库存定数补货点而发起的采购计划,适用于低值耗材采购;科室库采购计划指在科室库(手术室、介入导管室、内镜室等)备货系统内设置定数而发起的采购计划,适用于"一物一码"管理的高值耗材采购。

采购计划信息包含申购科室、医用耗材名称、规格型号、数量、申购时间等。定数类采购计划由SPD服务人员汇总后提交给医院医用耗材管理部门审核,审核通过后采购员在供采平台上复核订单信息并推送给供应商,供应商会同时收到订单短信和微信通知。

(2)定制类采购

定制类采购计划指针对择期手术在线按医用耗材品牌、规格、使用途径等设置的组套目录而发起采购计划,它是一种直采模式,无需经由SPD服务人员汇总,科室主任审核通过后直接提交给采购员复核并通知供应商。采购计划关联申请科室、术前诊断内容、拟施手术方案、主治医生、治疗组、患者姓名、患者床号、患者住院号等信息。

2.3 供应管理

2.3.1 基本概念

供应管理是指为了保质、保量、经济、及时地供应生产经营所需要的各种物品,对采购、储存、供料等一系列过程进行计划、组织、协调和控制,以保证企业经营目标的实现。

SPD管理模式下的医用耗材供应管理是指为保证医院的耗材供应进度和质量,对供应商在接收采购订单后的配送单制作、医用耗材赋码等业务流程实行统一、规范的要求,并对供应商供应效率进行评价的管理过程。

2.3.2 管理要求

1. 确保供应安全及质量

SPD管理模式通过证照管理系统追溯供应商授权链路,确认生产商、代理商均具备相关资质,保证耗材来源安全可靠;通过在线查验医用耗材批次、效期等信息,降低人工核对误差率;通过供采平台在线通知供应商供货、实时查询订单追踪进度等,全程追溯供应进度。

2. 规范供应业务流程

通过统一供应配送单据格式、赋码规则、供应商评价体系,同时对院外配送业务员开展规范化操作培训,以规范院外供应链的供应业务流程,保证医用耗材供应的效率和质量。

3. 保证供应服务及时性

供应商在提供医用耗材时应保证医用耗材质量安全、指导相关人员规范使用、及时处理不良事件,同时对临时性紧急需求应及时、快速响应,以保证医院临床活动正常开展。

2.3.3 管理内容

供应管理的主要内容包括配送单管理、供应赋码管理以及供应商评价等。

1. 配送单管理

供应商根据采购订单完成配货后,在供采平台上根据配货信息如实填写统一的配送单据,单据信息包含医院、配送科室、配送品种、规格型号、配送数量等,如图 2.7 所示。

医用耗材配送单

供应商:	A公司			库房:	SPD物流中心库		配送日期:	2019-06-15 16:35:12		送货人:	王明			
配送单条码:	‖‖‖‖‖‖‖‖			验收地点:	9号楼2楼医学工程科仓库									
配送单号	19061698-0002		需求科室	医学工程处			小计金额	7890		验收或验收结论				
材料编码	商品名称	手写规格	单位	批号/序列号	灭菌日期	有效期	生产厂商	产品注册证	通知数	本单数	单价	剩余配送数量		
15005214999	一次性使用连接导管	20根/包	根	20190312	2019-03-13	2021-03-11	A公司	苏械注准201426602 94	1000	600	6.3	400		
15005232095	石膏衬垫	15cm*45cm	卷	20190105	非灭菌	2021-01-04	B公司	沪松械备20170034 号	400	400	1.8	0		
15005216706	一次性使用导尿管	单腔无囊 10#	根	20190124	2019-01-25	2021-01-23	C公司	苏械注准201626604 27	150	150	5.8	0		
15005214999	一次性使用连接导管	20根/包	根	20190505	2019-05-06	2021-05-04	A公司	苏械注准201426602 94	1000	400	6.3	600		

第1页,共1页

图 2.7　配送单据示例

2. 供应赋码管理

供应赋码管理即供应商应根据采购订单要求为医用耗材赋码。所贴条码分为箱码和唯一码。箱码主要适用于中心库房备货类耗材,应含耗材数量、批号效期、商品单价、供应商等信息,用于中心库房内医用耗材验收、上架。唯一码主要适用于高值耗材,SPD管理模式中把实行"一物一码"管理的高值耗材称为条码管控高值耗材,条码中包含耗材品种、规格型号、单价、生产厂家等信息,用于验收、上架、消耗、计费等全流程追溯。

SPD管理模式采用扫码验收,验收人员扫描医用耗材条码时直接获取配送单及耗材的基础信息(包含配送单编号、耗材品种、耗材品规、耗材配送数量、耗材批号效期等),通过核对实物信息,完成验收。

3. 供应商评价

供应商评价即通过筛选有效的供应变量构建评价指标体系,再运用科学的指标赋权方法,形成系统、高效的评价模型,对供应商的供货能力进行客观、综合的评价,以确定部分优秀的供应商进行长期稳定的合作。SPD管理模式从耗材质量、服务、交货、信誉、地域等五个维度,建立供应商评价体系,综合评估供应商的供货能力、服务质量等,不但为医院优选供应商提供了依据,同时也督促了供应商不断提高自身业务水平和服务能力。

2.4 结算管理

2.4.1 基本概念

SPD管理模式下的结算管理采取"消耗后结算",即中心库和二级库内的医用耗材使用前的物权属于供应商,当扫描耗材定数包条码(低值耗材)或唯一码(高值耗材)后则为消耗成功,物权由供应商转移至医院,医院依据实际扫码消耗数据与供应商进行结算。"消耗后结算"是一种代销模式,实现了医院零库存资金占用。

2.4.2 管理要求

1. 在线结算

在SPD管理模式下,医用耗材消耗数据的统计、确认、汇总都是系统自动完成的;结算数据的传递、结算报表的生成、票据信息的登记以及结算进度的查询等操作都可在线处理。同时,在线结算业务流程应符合医院结算管理制度要求,结算数据复核、结算通知、结算数据查询等关键环节的操作需要进行相应的系统权限设置。

2. 结算数据全面准确

一方面,SPD管理模式下的结算数据应尽量全面地包含基础数据(如供应商、结算日期、结算单号、结算总金额等)、库存数据(如上期结余数、期末结余数等)、结算数据(如本期消耗量、本期消耗金额等)、采购量(如本期到货数)等信息。另一方面,结算数据须与出入库数据精准对应,确保准确无误。结算单据如图2.8所示。

医院结算单

供应商:	供应商A				结算日期:		2019/4/26	至	2019/5/25
结算单号:	JS19058019				总金额(元):	13897			
序号	商品名称	规格/型号	生产厂商	本期消耗	单价	消耗金额	上期结余	本期到货	本期退库	期末结余
1	三腔中心静脉导管包	5F	A	6	248	1488	3	1	2	1
2	单腔中心静脉导管包	16G	B	47	89	4183	42	20	0	15
3	穿刺针	20G*200mm	C	25	105	2625	75	100	0	150
4	穿刺针	20G*150mm	D	25	105	2625	100	0	0	75
5	三腔中心静脉导管包	10F	A	12	248	2976	20	12	0	20

图2.8　结算单据示例

2.4.3 管理内容

结算管理包括结算单管理、发票单据管理以及款项进度追溯等内容。

1. 结算单管理

SPD管理模式下的院内管理信息平台每天自动统计医用耗材在各使用科室的消耗

数据,医院定期汇总每个结算周期内医用耗材的待结算数据,生成根据供应商、耗材品种分类的结算报表,为保证医用耗材使用和结算数据的准确性,在定期结算前设置"复核消耗确认"操作,由各使用科室确认实际消耗数量无误后,再生成结算单,以短信或微信方式通知供应商登录供应采购平台确认结算数据。

2. 发票单据管理

发票单据管理包括供应商的票据管理和医院付款流程的追溯管理。医院将医用耗材结算单传至供应商后,供应商登录供应采购平台复核耗材实际使用情况(品规、数量等),确认无误后根据结算单开具相应金额的发票并在平台上录入发票信息。医院在验收纸质结算单和发票时,可依据平台相关信息进行核对。发票管理流程如图2.9所示。

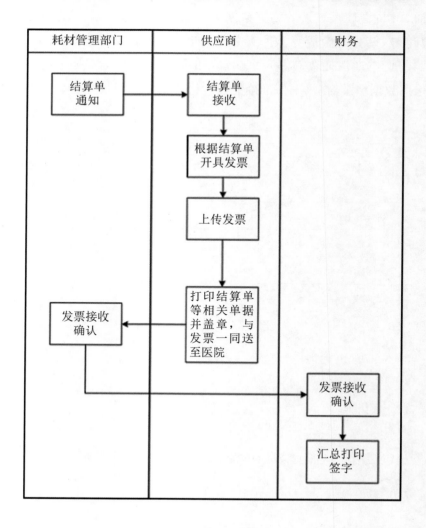

图2.9 发票管理流程示意图

3. 款项进度追溯

供应商在供采平台制作发票后即可在平台上实时查询发票的审核进度,当发票在医院审核通过后即可在线查询相关流程的处理状态,实现付款进度的实时追溯。供应商付款状态追溯流程如图2.10所示。

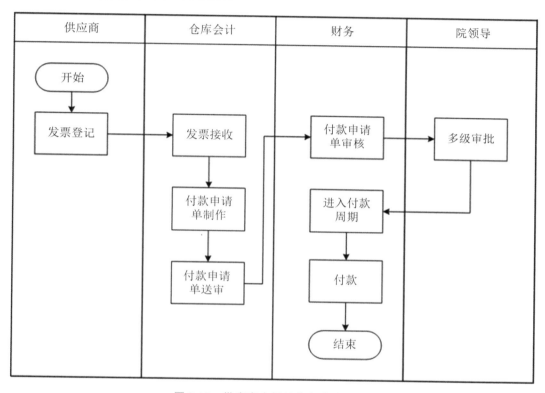

图2.10 供应商应付款状态追溯流程图

2.5 供应商评价模型

供应商评价和选择即通过系统的市场调研和分析,针对医院的发展目标和现实需要制定有效的评价体系,综合考察供应商的水平,选择优秀的供应商。在市场竞争愈发激烈的今天,为了提高供应链的竞争性、实现供应链效率的最大化,就要采取科学的供应商选择标准筛选出合适的合作伙伴,这对于医院医疗活动的顺利开展以及长期发展战略的执行起到了重要的作用。

供应商数量过多则势必会影响医用耗材供应效率,评价体系的应用可以为供应商的优胜劣汰提供客观依据,也可提供相关信息使供应商针对自己供货中的薄弱环节进行有效改进,不断提高业务水平和服务保障能力,促进医用耗材供应商和医院协同优化供应业务。评价供应商的指标根据应用领域和产品特征的不同而有所区别,医疗卫生行业虽然面临较大的成本压力,但与传统行业过多注重产品价格不同的是,医疗卫生行业中供应商的选择更为注重的是产品质量。目前研究者们所研究的医用耗材供应商评价指标还包括交货准确性、信誉、售后服务、供货意愿、供应商实力、供货保障能力等,研究者们通常建立基于以上多个因素的评价体系。目前学者们对医用耗材供应商选择和评价问题开展了一系列研究,但在指标体系建立和供应商选择方法等方面还有待改进。

针对医用耗材供应商选择问题,本书从供应链协同的视角提出了SPD管理模式下的供应商选择优化模型,拓展了卫生领域供应商选择理论。在供应商评价和选择过程中运用了科学的评价指标权重设置和供应商排序方法,保证了供应商优化模型的客观性和有效性。与传统模式下的医用耗材供应商选择对比,SPD管理模式下的供应商选择在环节特点、指标体系构建和供应商选择方面均有所改进,如表2.2所示。

表2.2　传统模式和SPD管理模式下的医用耗材供应商选择

维度	传统模式	SPD 管理模式
管理环节特点	独立,缺乏与其他成员和环节的互动	强调医院和供应商的协同,强调供应环节和库存环节的一体化管理
指标体系构建	考虑基于供应商内部属性的指标体系构建	考虑多维度、基于供应商内外部属性的指标体系构建
供应商选择	基于质量、价格等供应商内部属性指标选择供应商	基于质量、服务等内部属性指标和信誉、地域维度等外部属性指标相结合的供应商选择方法选择供应商

2.5.1　医用耗材供应商评价指标体系

根据医院医用耗材供应的特征,本书构建了SPD管理模式下基于质量、服务、交货、信誉、地域维度5类指标的医用耗材供应商评价指标体系,如表2.3所示。

表 2.3　供应商评价指标体系

一级指标	二级指标	含义	相关数据
质量(A)	退货率(A1)	退货数量占验收数量的比例	退货耗材数量、总验收耗材数量
服务(B)	供应品种数(B1)	供应给医院的耗材品种数	供应商供应的耗材品种数量
	到货及时性(B2)	能否在规定时间内配送至医院	医院要求的计划到货时间、首次配送时间
交货(C)	验收效率(C1)	验收信息及时上传	配送时间、验收时间
信誉(D)	质量保证体系(D1)	供应商和所供耗材的相关资质和证照	生产许可证、经营许可证、营业执照等是否齐全
	总销售额(D2)	医用耗材年销售额	医用耗材当年在本医院的入库总金额
	注册资金(D3)	供应商注册资金	供应商注册资金
地域维度(E)	与医院的距离(E1)	按市内、省内、省外分类	供货地址信息

1. 质量

医用耗材质量是医院在供应商选择中需要考虑的一个重要因素,耗材质量包括安全性、可靠性、先进性等。本书运用退货率来对医用耗材的质量进行评价:

医用耗材退货率＝(退货耗材数量/总验收耗材数量)×100%。

2. 服务

服务是选择供应商的一个重要评价指标,一般包括售前服务、售中服务、售后服务。对供应商服务质量进行评价的因素包括售前服务合同品种履约率、供应品种数、到货及时性、售后服务、客诉处理满意度、退货执行率6个方面。本书通过供应品种数和到货及时性两个二级指标来对医用耗材供应商服务水平进行评价:① 供应品种数:每个供应商可提供的耗材品种数目;② 耗材到货及时性:用首次配送时间和医院要求计划到货时间的差值来体现。

3. 交货

交货是医用耗材供应的重要环节,一般采用准时交货率、准确交货率、验收效率三个指标对供应商交货水平进行评价。本书采用验收效率,用配送时间和验收时间的差值来体现。

4. 信誉

信誉是供应商实力的重要组成部分,信誉较好的供应商的其他指标的真实性也更好,它间接反映了供应的风险水平,一般包括供应商的知名度、规模、市场占有率、供货历史绩效、质量保证体系、增值税纳税申报表、年总销售额等指标。本书选择质量保证体系、年总销售额和供应商注册资金这三个二级指标对供应商信誉进行评价。

5. 地域维度

本书中的地域维度指的是与医院的距离,因此可以间接预估出供应商到医院的送货时长。医用耗材配送要求供应商对耗材拣选、加工、包装后,在规定的时间内将正确数量的耗材运送到医院规定的地点,通常在一个城市或地区范围内进行。因此,医院和供应商的距离越近,越能保证耗材到达的准时性、安全性、便利性和经济性,减少因交通因素导致的交货时间不确定性,同时降低配送运输成本。本书按市内、省内、省外把各供应商与医院的距离进行分类。

2.5.2　医用耗材供应商评价指标赋权模型

1. 基于传统熵权法的供应商评价指标权重计算

以传统熵权法计算供应商评价指标权重的步骤如下:

(1) 初始评价

初始评价即确定被评价对象在各个评价指标下的评价值,假设某评价问题中有 m 个被评价对象,n 个评价指标,x_{ij} 表示第 i 个被评价对象($i=1,2,\cdots,m$)在第 j 个评价指标($j=1,2,\cdots,n$)下的评价值,所有被评价对象的评价值构成一个 $m\times n$ 的初始评价数据矩阵 X'。

(2) 数据标准化

对原始评价数据进行标准化处理,即去除初始指标的量纲差异对评价结果造成的影响以解决数据之间的可比性问题,从而构建标准化评价矩阵 $X=\{x_{ij}\}(i=1,2,\cdots,m;j=1,2,\cdots,n)$,其中 x_{ij} 为第 i 个被评价对象在第 j 个评价指标上的标准值。

min-max 标准化是一种常用的数据标准化方法,具体操作如下:

对收益型指标而言,有

$$a_{ij} = \frac{a'_{ij} - \min\{a'_{1j}, a'_{2j}, \cdots, a'_{mj}\}}{\max\{a'_{1j}, a'_{2j}, \cdots, a'_{mj}\} - \min\{a'_{1j}, a'_{2j}, \cdots, a'_{mj}\}} \tag{2.1}$$

对成本型指标而言,有

$$a_{ij} = \frac{\max\{a'_{1j}, a'_{2j}, \cdots, a'_{mj}\} - a'_{ij}}{\max\{a'_{1j}, a'_{2j}, \cdots, a'_{mj}\} - \min\{a'_{1j}, a'_{2j}, \cdots, a'_{mj}\}} \tag{2.2}$$

其中,收益型指标是指数值越大越优的指标(如验收合格率、包装质量等),成本型指标是指数值越小越优的指标(如退货率)。

(3) 指标值比重计算

计算第 i 个被评价对象在第 j 个评价指标下的评价指标值比重,公式如下:

$$P_{ij} = x_{ij} / \sum_{i=1}^{m} x_{ij} \tag{2.3}$$

(4) 指标熵值计算

根据信息论中信息熵的定义,第 j 个指标的信息熵为

$$e_j = -\ln(m)^{-1} \sum_{i=1}^{m} P_{ij} \ln P_{ij} \tag{2.4}$$

(5) 指标熵权计算

根据信息熵的计算公式,得出各个指标的信息熵为 $e_1, e_2, \cdots, e_n$。第 j 个指标熵权的计算公式为

$$w_j = \frac{1 - e_j}{n - \sum e_j} \quad (j = 1, 2, \cdots, n) \tag{2.5}$$

2. 基于改进熵权法的供应商评价指标赋权模型

传统的熵权法在评价领域得到了广泛的应用的同时,也暴露了算法的不足。基本表现为以下三点:

① 熵值计算时,若 $P_{ij} = 0$,则 $\ln P_{ij}$ 无意义,信息熵值无法计算。

② 当指标的信息熵 e_j 接近于1时,e_j 的微小变化将引起其对应的熵权值呈倍数变化,导致根据一般熵权法求得的指标权重误差增大,影响后续评价结果的准确性。

③ 评价值高度集中的指标对应的熵权值趋于零,可能会导致评价过程中重要的评价指标信息丢失,影响评价结果准确性。

因此,本书在传统熵权法的基础上,借鉴了其他学者对熵权法的改进经验,提出了

针对医用耗材供应商评价指标的改进熵权法,改进部分如下:

① 对指标值比重进行修正,得到

$$P_{ij} = x_{ij} + 10^{-3} / \sum_{i=1}^{m} (x_{ij} + 10^{-3}) \tag{2.6}$$

② 对指标熵权值进行修正,得到

$$w_j = \begin{cases} (1 - \bar{e}) w_{0j} + \bar{e} w_{3j} & (e_j < 1) \\ 0 & (e_j = 1) \end{cases} \tag{2.7}$$

其中,$w_{0j} = \dfrac{1 - e_j}{\sum\limits_{j=1}^{n} (1 - e_j)}$,$w_{3j} = \dfrac{1 + \bar{e} - e_j}{\sum\limits_{k=1, e_j \neq 1}^{n} (1 + \bar{e} - e_k)}$,$\bar{e} = \sum\limits_{j=1, e_j \neq 1}^{n} e_j$。

③ 对于重要的评价指标信息可能丢失的问题,本书提出的改进方法是:针对重要的评价指标拟定医用耗材供应商的门槛值,在处理实际问题中,将处于门槛值以下的供应商直接淘汰,起到过滤供应商的作用。

2.5.3　医用耗材供应商评价模型

在SPD管理模式下采用VIKOR法构建医用耗材供应商评价模型,具体步骤如下:

1. 确定正负理想解

f_j^+、f_j^- 分别代表正理想解和负理想解,为各医用耗材供应商在第j个评价指标下的最优和最差评价值。具体操作为:对于各效益型指标,选取指标值集合里的极大值与极小值分别作为正、负理想解;对于成本型指标,选取指标值集合里的极小值和极大值分别作为正、负理想解,由此得到正、负理想解分别为

$$f_j^+ = [(\max_i a_{ij} | j \in I_1), (\min_i a_{ij} | j \in I_2)] \tag{2.8}$$

$$f_j^- = [(\min_i a_{ij} | j \in I_1), (\max_i a_{ij} | j \in I_2)] \tag{2.9}$$

其中,I_1为收益型指标集合,I_2为成本型指标集合。

2. 计算各医用耗材供应商的最大群体效用值和最小个体遗憾值

群体效用值S_i表示某个医用耗材供应商在各个指标共同作用下的效用大小,个体遗憾值R_i表示某个医用耗材供应商内部各个指标比较中处于劣势的指标,即通常所说的"短板效应"中的短板。计算方法如下:

$$S_i = \sum_{j=1}^{n} w_j \left(f_j^+ - f_{ij} \right) / \left(f_j^+ - f_j^- \right) \tag{2.10}$$

$$R_i = \max_j \left[w_j \left(f_j^+ - f_{ij} \right) / \left(f_j^+ - f_j^- \right) \right] \tag{2.11}$$

其中,w_j 为各指标权重。

3. 计算各医用耗材供应商的综合评价值

医用耗材供应商的综合评价值 Q_i 的计算方法如下:

$$Q_i = \frac{\lambda \left(S_i - S^- \right)}{S^+ - S^-} + (1 - \lambda) \frac{\left(R_i - R^- \right)\left(R_i - R^- \right)}{R^+ - R^-} \tag{2.12}$$

其中,$S^- = \min_i S_i, S^+ = \max_i S_i, R^- = \min_i R_i, R^+ = \max_i R_i$,$\lambda$ 为决策机制系数,满足 $[0,1]$ 的任意数。当 λ 大于 0.5 时,表明决策者进行决策时侧重于把决策依据规定为群体效用最大化;当 λ 小于 0.5 时,表示表明决策者进行决策时的决策依据为个体遗憾值最小化;当 λ 等于 0.5 时,表示决策者进行决策时采用折中原则,综合考虑群体效用最大化原则和个体遗憾值最小化原则。

4. 医用耗材供应商的排序与优选

依据各医用耗材供应商的最大群体效用 S_i、最小个体遗憾值 R_i、综合评价值 Q_i 对医用耗材供应商排序,数值越小表示对应的医用耗材供应商越优质。

按照 Q_i 值递增进行医用耗材供应商排序时,假设排序结果为 $A^{(1)}, A^{(2)}, \cdots,$ $A^{(i)}, \cdots, A^{(m)}$,在此排序结果下,当满足以下两个条件时,选择 $A^{(1)}$ 作为最优医用耗材供应商:

条件 1:$Q_A^{(2)} - Q_A^{(1)} \geqslant 1/(m-1)$;其中,$Q_A^{(2)}$ 是依据 Q_i 值排序后 $A^{(2)}$ 的 Q_i 值;同理,$Q_A^{(1)}$ 是 $A^{(1)}$ 的 Q_i 值。

条件 2:依据 S_i、R_i 排序规则,$A^{(1)}$ 也是最优方案。

若上述条件不能同时成立,则得到妥协解方案。妥协方案分两种情况:若满足条件 1 而不满足条件 2,则妥协解方案为 $A^{(1)}$ 与 $A^{(2)}$;若不满足条件 1,则妥协解方案有 j 个,其中 j 是根据 $Q_A^{(j)} - Q_A^{(1)} < 1/(n-1)$ 确定的最大化 j 值。

2.5.4 仿真实验

1. 样本选择与数据来源

为了验证改进熵权评价模型的有效性和供应商评价指标体系的合理性,本书将选择的样本范围限定在信息系统建设较好,数据较为全面、完整和准确的××医院。供应商相关指标的数据来源于××医院院内耗材管理系统、资质证照系统、供应采购平台等。通过剔除信息不全和长期无业务往来的医用耗材供应商,筛选出115家有效供应商。

2. 基于改进熵权法的医用耗材供应商评价指标赋权模型仿真

根据已经建立的医用耗材供应商评价指标体系和获得的真实供应商数据,按照改进的熵权赋权模型的构建步骤,确定评价指标的权重。

(1) 初始评价矩阵

根据初始评价值计算公式,获得115个医用耗材供应商的退货率(A1)、供应品种数(B1)、到货及时性(B2)、验收效率(C1)、质量保证体系(D1)、总销售额(D2)、供应商注册资金(D3)和与医院的距离(E1)这8个指标的初始评价值;由于所有纳入的医用耗材供应商的相关证照均齐全,质量保证体系这一评价指标不能对供应商进行优劣区分,所以在仿真中将这一指标剔除,得到一个初始评价矩阵$A'_{115 \times 7}$。表2.4罗列了10家供应商的指标初始评价值。

表2.4 部分供应商初始评价表

供应商编码	B1	B2	D3	D2	A1	C1	E1
G1	4	−13.2297	1.8	0.282672	0	1.853333	1
G2	3	−0.0862	0.1	0.0226	0.4	2.75	1
G3	3	−2.4444	0.1	0.0026	0	3	1
G4	2	−2.375	0.5	0.205	0	2.222222	1
G5	7	−6.6545	1.008	0.05526	0	1.333333	1
G6	14	−3.1429	0.5	2.194158	0.094595	1.793651	1
G7	3	3.6923	0.101	1.44256	0	1.695652	1
G8	139	−3.5982	5	79.2513	0.007648	1.255634	1
G9	1	2.6234	5	0.029	0	8	1
G10	16	5.4562	12	6.88095	0.000916	1.186905	1

(2) 数据标准化

根据评价指标定义公式,最后保留的7个评价指标中,有4个收益型指标(注册资金、供应品种数、验收效率和总销售额)和3个成本型指标(离医院距离、验收效率和退货率)。在初始评价矩阵的基础上,将收益型指标数据和成本型指标数据用式(2.1)和式(2.2)代入计算,得到医用耗材供应商的标准评价矩阵 $G_{115 \times 7}$。表2.5罗列了10家供应商的标准化指标评价值。

表2.5 部分供应商标准化评价表

供应商编码	B1	B2	D3	D2	A1	C1	E1
G1	0.6679	0.6679	0.6679	0.0025	1	0.8649	1
G2	0.8955	0.8955	0.8955	0.0002	0.6	0.7995	1
G3	0.8547	0.8547	0.8547	0	1	0.7812	1
G4	0.8559	0.8559	0.8559	0.0018	1	0.8380	1
G5	0.7818	0.7818	0.7818	0.0005	1	0.9028	1
G6	0.8426	0.8426	0.8426	0.0193	0.9054	0.8692	1
G7	0.9609	0.9609	0.9609	0.0127	1	0.8764	1
G8	0.8347	0.8347	0.8347	0.6961	0.9924	0.9084	1
G9	0.9424	0.9424	0.9424	0.0002	1	0.4167	1
G10	0.9915	0.9915	0.9915	0.0604	0.9991	0.9135	1

(3) 信息熵计算

根据改进熵权法的指标值比重公式(2.6)和信息熵公式(2.4),求出每个医用耗材供应商评价指标的信息熵,结果如表2.6所示。

表2.6 供应商评价指标的信息熵

指标	B1	B2	D3	D2	A1	C1	E1
信息熵	0.642	0.9951	0.6797	0.621	0.9956	0.9952	0.943

(4) 熵权计算

根据改进的熵权值公式(2.7),求得医用耗材供应商评价指标的权重。由表2.6可知,在改进的熵权法赋权模型下,医用耗材供应商评价指标的熵权值均与0有较大差距,表明该评价体系中没有多余的评价指标,这7个评价指标的选择是恰当的。表中结果表明,重要性排在前三位的评价指标分别是年销售额、供应品种数和供应商注册资金,说明这3个指标提供的信息量最多,它们是影响医用耗材供应商选择最显著的因素。

表2.7 供应商评价指标的权重

二级指标名称	指标编码	熵权值	重要性排名
供应品种数	B1	0.1946	2
到货及时性	B2	0.1018	5
供应商注册资金(千万)	D3	0.1847	3
总销售额(百万)	D2	0.2001	1
退货率	A1	0.1017	6
验收效率	C1	0.1018	5
与医院的距离	E1	0.1155	4

3. 基于VIKOR法的医用耗材供应商评价模型仿真

根据改进的熵权赋值模型求出的指标权重结果和基于VIKOR法的评价模型构建步骤,利用Matlab软件对医用耗材供应商的初始评价数据进行处理,得出供应商的评价结果。

(1) 确定正、负理想解

根据医用耗材供应商评价指标中收益型指标和成本型指标划分,可得$I_1=\{$供应商注册资金D3,供应品种数B1,到货及时性B2,总销售额D2$\}$,$I_2=\{$与医院的距离E1,验收效率C1,退货率A1$\}$;根据式(2.8)和式(2.9)可求出正、负理想解,如表2.8所示。

表2.8 供应商评价指标的正、负理想解

指标	B1	B2	D3	D2	A1	C1	E1
f_i^+	1.00	1.00	1.00	1.00	0	0	0
f_i^-	0	0	0	0	1.00	1.00	1.00

(2) 计算S_i、R_i和Q_i值

根据式(2.10)和式(2.11),可以计算出各个供应商的S_i和R_i值,其中S_i表示第i家供应商的最大群体效用值,R_i表示第i家供应商的最小个体遗憾值。由式(2.12)可以求出Q_i的值,表示第i家供应商的综合评价值。在实际操作中取决策机制系数λ值为0.5,即综合考虑群体效用最大化原则和个体遗憾值最小化原则进行供应商选择。表2.9和表2.10分别列举了××医院Q_i值排序前十位和后十位供应商的S_i、R_i和Q_i值。

表2.9 部分供应商 S_i、R_i 和 Q_i 值(Q_i 值排序前十位)

供应商编码	Q_i 值	S_i 值	R_i 值	Q_i 值排序
G55	0.0477	0.2000	0.1818	1
G20	0.1489	0.2851	0.1228	2
G42	0.1762	0.3421	0.1641	3
G107	0.2141	0.4073	0.1980	4
G8	0.2300	0.406	0.1641	5
G10	0.3155	0.5231	0.1902	6
G74	0.3212	0.5295	0.1896	7
G17	0.3281	0.5347	0.1843	8
G54	0.3318	0.5350	0.1775	9
G32	0.3419	0.5523	0.1864	10

表2.10 部分供应商 S_i、R_i 和 Q_i 值(Q_i 值排序后十位)

供应商编码	Q_i 值	S_i 值	R_i 值	Q_i 值排序
G96	0.4898	0.7361	0.2001	106
G110	0.4932	0.7397	0.1994	107
G113	0.4977	0.7454	0.1999	108
G109	0.5003	0.7484	0.1998	109
G104	0.5063	0.7483	0.1875	110
G53	0.5077	0.7572	0.1998	111
G108	0.5147	0.7632	0.1959	112
G49	0.5158	0.767	0.2001	113
G50	0.5159	0.7671	0.2000	114
G106	0.5387	0.7942	0.2000	115

(3) 供应商排序与优选

根据上文提到的VIKOR法优劣排序规则,可以求解得到最佳供应商。本书对115个供应商进行分析,则 $m=115$,门槛值 $1/(m-1)=0.0088$。表2.9显示 Q_i 值排序第一和第二的供应商分别是G55和G20,对G55供应商,有 $Q_{G55}-Q_{G20}=0.1012>0.0088$。且G55依据 S_i 排序也是最优医用耗材供应商,故G55为唯一的最佳医用耗材供应商。

通过查阅××医院原始供应商信息发现,各个供应商的实际表现和基于VIKOR法的综合评价结果一致。最佳供应商G55不仅在耗材种类和总销售额上都优于其他供应商,在与医院的距离、注册资金指标上也处于领先地位,且在退货率、验收效率和到货及时性上的也表现较好,供应商可提供耗材品种和供应商年度总销售额的熵权占比也排在第一、第二的位置上,虽然退货率不是最优的,但是由于其他指标表现都很优秀,因此G55公司是评价模型中的最优供应商。排序第二的供应商G20在到货及时性、年度销售额上表现突出,退货率较低,与医院距离较近,由于供应商年销售额、与医院的距离的熵权占比都较高,对整体评价得分的影响相对更大,所以即使验收效率略低,但综合得分还是比较靠前。排序第三的供应商G42到货及时性好,年度销售额高、退货率低、与医院距离近,但提供耗材品种数较少、公司注册资金较少、验收效率也较低,但由于年度销售额和与医院的距离这两个指标在评价模型中权重占比较高,因此供应商G42的整体评价得分在所有供应商排序中达到了第三位,是值得优先选择的耗材供应商。整体评价得分排名前十的供应商中,有8个供应商把公司设在市内,与医院距离较近,而与医院距离的权重在评价指标体系中的重要性排第四,对整体评价得分的影响较大。整体评价得分排名前十的医院耗材供应商中,有7个供应商的退货率都是最低值,说明这些供应商供应的耗材质量都较好。

整体评价得分排名后十位的耗材供应商中,得分最低的供应商G106提供耗材品种数很少、注册资金少、验收效率不理想、与医院距离较远,而供应商注册资金和可提供耗材品种数在医用耗材供应商评价模型中所占权重非常高,因此G106在评价模型中排到了最末位,属于最先考虑被淘汰的供应商。整体评价得分排名后十位的医用耗材供应商中,有8家供应商与医院距离较远,位于省外;有5家耗材供应商的到货及时性表现较差,首次配送时间都在医院要求的计划到货时间之后。对于综合评分排名靠后的耗材供应商,医院应将评价的结果向供应商反馈,提供相关评价信息使供应商针对自己供货中的薄弱环节进行改进。

(刘同柱　谷玮　丁贞虎　童贵显　蒋雯　唐倩雯　编写)

第 **3** 章

库存与加工管理

- 3.1 库存与加工管理概述
- 3.2 库存管理
- 3.3 加工管理
- 3.4 库存控制模型
- 3.5 库存协同优化管理模型

3.1　库存与加工管理概述

为快速满足临床医疗活动对医用耗材的需求,医院一般要存储一定数量、不同种类和规格的医用耗材。随着医疗卫生服务量的不断增加和服务范围的不断扩大,医用耗材在临床活动中的需求量迅速增长,对医院有限的库存空间和物流服务能力提出了巨大的挑战。

3.1.1　管理目标

SPD管理模式下的库存与加工管理旨在通过科学的管理方法和现代化的管理设施优化院内各级耗材库存管理,提升库房作业效率,在保障医院耗材供给和存储安全的基础上,实现医院库存空间的有效利用和管理成本的降低。

3.1.2　管理措施

1. 规划存储区域

SPD管理模式对医用耗材库房实行分级管理:设立SPD中心库作为一级库房,用于耗材备货及院内库存周转;设立SPD科室库作为二级库房,用于科室所需耗材的短期存放及周转;设立SPD拆零库作为三级库房,即诊疗室、治疗车等区域。

SPD管理模式对中心库实行分区管理,根据作业阶段的不同将库区分为合格区、不合格区、退货区、加工区、待下送区等;根据医用耗材风险类别要求的不同将中心库分为灭菌区和非灭菌区以及Ⅰ类、Ⅱ类、Ⅲ类区域。

2. 建立库存控制系统

基于医院医用耗材补货特点,综合考虑影响医用耗材补货的各类因素,分别构建医用耗材库存控制模型和协同优化模型。在库存模型应用的基础上,SPD管理模式对备货类耗材设置最大库存量及补货点,当中心库库存降至补货点自动生成采购计划,二级库库存降至补货点自动生成补货计划。自动触发补货可避免临床科室因人工盘点不及时造成的紧急补货,进而有效保障临床需求。

3. 定数包、术式套包管理

SPD管理模式对院内医用耗材采取定数包和术式套包的形式进行管理。

定数包指将数量为1个及以上的同种耗材根据特定规格重新包装在一起而形成的包裹。确定耗材定数包规格后,根据各科室耗材消耗的历史数据,以定数包为计数单位设置耗材的最大库存量、补货量和安全库存量。定数包的运用不但方便了二级库取用耗材,也提高了消耗统计的准确性。

术式套包是指按照手术类型将手术所需的单独计价耗材(如导丝、吻合器)、非单独计价耗材(如纱布类)在无菌环境下定类、定量加工包装的标准套包,如骨盆骨折内固定手术套包、胸腰椎区内固定手术套包、椎间孔镜手术套包、甲状腺手术套包等。术式套包依照手术排程,实现了按需领用,减少了手术室护理人员的工作量,也促进了手术耗材的全程追溯。

3.1.3 管理模式

SPD管理模式下的库存和加工管理遵循库存优化、合理配置、及时供给的原则,通过合理规划存储区域,规范库内作业内容和作业流程;通过建立医用耗材库存控制系统,实现对耗材库存水平的有效控制;通过实行定数包、术式套包管理,有利于耗材消耗统计和追溯,具体如图3.1所示。

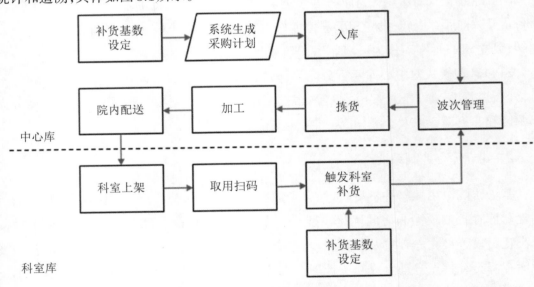

图3.1 库存与加工管理模式图

3.1.4　优势分析

与传统模式相比,SPD管理模式下的医用耗材库存和加工管理优势主要体现在库存控制和成本效益两个方面,如表3.1所示。

表3.1　传统模式与SPD管理模式下的库存与加工管理

管理内容	传统模式	SPD 管理模式
库存控制	经验判断,大量备货	实时监测,库存联动
成本效益	货票同行,资金成本高	代销模式,零库存资金占用

1. 库存控制

医用耗材中心库备货量由科室消耗速率及供应商送货周期等因素决定。在传统模式下,由于各级库存之间缺乏信息共享,医院中心库和科室库库房须备存满足临床科室数十日使用量的医用耗材,大量的耗材备货不仅造成库存积压和资金成本占用,也导致库存耗材过效期现象频发。

SPD管理模式通过库存管理系统实现各级库存的库存量实时监测和合理配置,基于各科室各种耗材消耗历史数据,设置满足科室使用和中心库高效运作的补货参数,并根据消耗数据变动情况动态调整定数包、术式套包规格及定数设置。多级库存联动不但促使医院各级库存水平得以有效优化,也为供应商合理安排配送计划提供了依据。

2. 成本效益

传统模式采取货票同行的方式,供应商将发票随耗材一同配送到院,医用耗材验收完成后物权则转移至医院,这种方式占用了医院大量的资金。同时,由于科室耗材请领量与科室成本关联,该方式易造成科室收支配比不均衡、绩效波动等。

SPD管理模式将代销模式应用到全部耗材中,耗材成本计算节点设为“消耗后结算”,将供应商配送至医院的耗材视为“寄存品”,在实际使用前它们的物权属于供应商,当临床医护人员扫描定数包条码或高值耗材条码后,耗材的物权才由供应商转至医院,系统自动将消耗数据列入结算和成本计算中,这种方式最大程度上降低了采购和存储所带来的资金压力,实现“零库存资金”占用。

3.2 库存管理

3.2.1 基本概念

SPD管理模式通过设置最大库存量、补货库存量和安全库存量等参数实现对医用耗材库存的管理。最大库存量指库房可承受某种耗材的最大存储量;补货库存量是指在考虑医用耗材消耗速率和到货周期的前提下,需要发出补货申请时的耗材库存水平;安全库存量指为防止由于不确定因素(如大量使用或供应商延期交货)影响院内供给而设置的缓冲库存量。

SPD管理模式耗材库存根据院内存储区域不同,分为中心库库存、科室库库存、三级库库存。中心库库存是为了满足全院耗材需求的库存;各科室库库存是保证科室在护理、诊疗或手术过程中使用的耗材库存;三级库库存指经二级库扫码消耗后计入科室成本的耗材总量。

3.2.2 管理要求

1. 保障耗材供给

SPD管理模式采取中心库集中备货的方式,库房内存储满足全院数十日使用的各种耗材;在取用耗材时,科室医护人员须做到耗材即用即扫,保证系统库存与实物库存一致。医用耗材供给安全是通过库存控制系统的实时监测、库存管理制度和规范的有效落实实现的。

2. 优化库存配置

SPD管理模式下的医用耗材库存管理以医院库存成本最小化为目标,合理设置中心库和各科室库存的补货参数。库存参数设置考虑的内容包括:① 中心库历史补货规律;② 供应商响应和配送效率;③ 科室库补货规律;④ 季节、节假日等影响耗材消耗的因素。

3. 规范作业流程

SPD管理模式下的医用耗材库存和加工管理应在遵守医用耗材管理相关法律、法规与政策的基础上,严格按照明确的岗位职责和标准化的作业流程进行。

4. 保证存储安全

SPD管理模式对于医用耗材有效期和存储条件有着严格的要求。对于有效期的管理,要求信息系统具备批号、有效期监测报警功能,且耗材出库遵循"先入先出"原则。对于存储条件,要求空气流通、光线、室温、湿度等存储条件符合管理要求,并配备有效的防火、防潮、防虫、防盗、防鼠等设施。

3.2.3　管理内容

SPD管理模式中的库存管理包括库存参数设置、波次管理、入出库管理、盘点与养护和智能储存管理等内容。

1. 库存参数设置

对于医用耗材库存管理中的补货点和补货量等参数的设置问题,主要通过构建满足多种情形和约束条件要求的医用耗材库存控制模型来实现;考虑到医院医用耗材实际补货过程中的特点,库存控制模型的建立一般基于(Q,R)补货策略。

2. 波次管理

SPD管理模式中的波次是指将不同科室的补货任务汇总在一起,以批次为单位进行的分拣作业。波次管理内容主要包括波次策略与波次排程、波次运行及释放等。

(1) 波次策略与排程

波次管理须综合考虑耗材在中心库内的储存位置、科室库的区域分布、楼宇分布距离、耗材需求紧急性等因素,结合中心库内的加工台数量设置波次策略和排程。须遵循同一储存位置和相邻科室库的耗材波次统一释放、紧急波次优先释放等原则,保证波次作业的有序进行和拣货作业的高效开展。

(2) 波次运行及释放

波次运行的时间根据补货报警的紧急程度而有所区别。库存到达补货库存点时自动生成的科室耗材补货任务为正常补货报警,其汇总触发的波次即为正常波次,一般在科室补货报警触发后的次日运行。库存到达安全库存时自动生成的科室耗材补货任务为紧急补货报警,其触发的波次即为紧急波次,一般在收到补货报警当天立即运行。

波次运行后形成以科室为单位的补货任务单,库房人员根据任务单到指定库位按排程分拣耗材。

3. 入出库管理

由于采取代销的方式,医院中心库和科室库的医用耗材为供应商寄存的商品,其物权在科室库扫码消耗前属于供应商,扫码消耗后物权才转移至医院。因此,中心库的耗材入出库仅属物流流程范畴,入出库数据不作为结算数据。验收合格的医用耗材在中心库通过扫码上架入库,计入中心库库存,当中心库的耗材通过扫码拣货出库时,中心库耗材库存减少。科室库耗材入库是物流流程上的操作,科室人员在使用耗材时扫码即代表消耗和出库,扫码消耗的数量作为医院与供应商结算的依据。

4. 盘点与养护

通过现场盘点核对各级库房实际耗材数量与系统库存数量是否一致,盘点范围包括中心库、二级库、三级库等。其中三级库的系统库存还需要结合周期内可收费耗材医嘱项目、诊疗项目的收费记录等数据。

根据盘点的品种范围分为全面盘点和部分盘点,全面盘点是指针对库房内所有品种的耗材进行数量核对和质量检查;部分盘点是指针对库房内部分品种的耗材进行数量核对和质量检查。盘点时核对的内容包括耗材品种、耗材数量等,对于信息核对不一致的,需要及时分析原因,并对库存报溢或报损。

医用耗材养护的内容包括:① 储存区域管理是否符合库房管理规范;② 库房温湿度的控制是否达标;③ 库内周转库存的质量检查;④ 库房的清洁卫生水平等。

5. 智能储存管理

智能储存管理指运用先进的物联网、视网膜识别等技术,对医用耗材的储存实行自动化、智能化、精细化管理。实行智能储存管理的每一件耗材通过粘贴RFID标签,在入/出RFID识别的存储区域(如智能存储柜、智能存储屋等)时,系统可自动完成数据的采集和处理,实现自动感知和自动识别。以智能柜为例,其不但可实时监测柜内医用耗材的库存量、产品规格、生产批号、有效期等,还可以在耗材库存降至补货点时自动发出补货报警,并可通过与医院收费系统对接实现耗材收费提醒。此外,通过以指纹或工作牌作为身份识别媒介,在储存或取用耗材时还可自动记录操作人员信息。

3.3 加工管理

3.3.1　基本概念

SPD 管理模式下的加工管理即通过对医用耗材进行拆箱、再包装、贴码等物流作业,制成满足不同科室或不同术式需求的多规格包裹,以便临床取用及消耗统计。

3.3.2　管理要求

对医用耗材的加工不但要有统一规范的作业流程,还需要根据不同科室消耗规律和不同手术特征来满足临床的个性化需求。

1. 加工作业规范高效

定数包、术式套包的加工过程,应严格依据规范的作业流程。拆箱操作时要保证灭菌医用耗材的包装完整,所选择的定数包、术式套包包装要与耗材规格、尺寸相匹配,粘贴条码时要复核实物以确保信息无误。为提高作业效率,对于众多科室的补货任务,加工作业是分批次进行的。

2. 规格设置动态灵活

定数包和术式套包规格的设置须符合临床使用规律,一方面要合理设置几种定数包及套包的常用基础规格以满足全院大多数科室需求,另一方面要在常用规格的基础上根据部分科室使用规律的变化和术式的特点进行动态调整以满足临床的个性化需求。

3.3.3　管理内容

1. 定数包加工

定数包加工是指根据设定的规格,在中心库内将同种医用耗材进行拆零、分装、粘贴定数包条码等一系列的作业活动。

(1) 定数包设置

定数包规格的设置主要参照医用耗材在各科室的消耗规律,最大库存、补货点、安全库存等库存参数是以定数包为单位设置的,如表3.2所示。

表3.2　某外科定数包设计案例

类别	一次性使用注射器 (50 mL)	一次性使用心电电极
原包装规格	360 只/箱	1000 片/件
消耗速率	18 只/天	9 片/天
定数包规格	20 只/包	10 片/包
最大库存	5 包	5 包
补货点	2 包	2 包
安全库存	1 包	1 包

(2) 定数包加工作业

中心库房分拣人员根据SPD信息系统自动生成的拣货单以科室为单位进行拣货;加工员通过扫描拣货单条码和拣货车条码触发系统自动生成定数包标签,并根据定数包规格对耗材进行再包装;待全部定数包标签生成完毕后,系统生成各科室医用耗材推送单,下送员复核配送单并将定数包放入下送箱准备院内推送。定数包加工管理流程如图3.2所示。

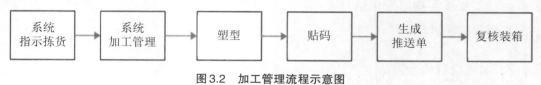

图3.2　加工管理流程示意图

2. 术式套包加工

术式套包加工指根据术式特点,将手术开展过程中所需耗材定量组装至套包中的作业活动,一般在手术室二级库内完成。术式套包可关联手术名称、患者住院号、患者姓名、手术间、手术台次等信息。

(1) 术式套包设置

手术类型的不同决定术式套包及所需耗材的不同,术式套包设置过程中需明确以下信息:① 术式套包的名称;② 术式套包对应的术式;③ 术式套包内耗材的名称、规格/型号及数量等。表3.3列举了足部骨折手术套包所需耗材信息。

表3.3　足部骨折手术套包

序号	物资代码	物资名称	规格/型号	数量	单位
1	15003000196	可吸收性缝线	VCP345H	1	包
2	15003000197	可吸收性缝线	VCP310H	1	包
3	15003000205	丝线编织非吸收性缝线	SAB3G	1	包
4	15003000258	一次性使用无菌手术刀片	22#	4	片
5	15003000361	医用纱布块	灭菌型	1	包
6	15003000397	伤口敷料	3669CU	1	片
7	15003000399	伤口敷料	3671CU	1	片
8	15003001372	医用缝合针	△1/2 7mm×17mm	1	包
9	15003009656	医用纱布片	10cm×10cm 灭菌	6	片
10	15003010727	一次性使用橡胶外科手套	6.5#直型,光面,有粉	3	副
11	15003010728	一次性使用橡胶外科手套	7#直型,光面,有粉	4	副
12	15003010729	一次性使用橡胶外科手套	7.5#直型,光面,有粉	4	副
13	15003010730	一次性使用橡胶外科手套	8#直型,光面,有粉	2	副
14	15003011186	一次性使用吸引连接管	F30,3.5m	1	根

(2) 术式套包加工作业

在术式套包加工过程中,SPD信息系统通过与手术排程系统对接,自动获取手术信息,根据不同术式套包对应的耗材清单将耗材加工成独立套包,所有术式套包加工完成装箱后根据排程推送至相应手术间。

3.4 库存控制模型

通过建立科学有效的库存控制模型,加强医院对医用耗材库存的管理,对于医院控制库存成本、降低库存风险有着重要的意义。

基于周期性补货的库存控制模型在医院库存控制方面的研究最为广泛,学者主要考虑多种实际限制条件下的模型建立和补货参数设定,如库存容量和服务水平、交付时间和关键程度、多产品多级库存、产品易腐性等。基于连续性补货的医用耗材库存控制模型主要考虑的是订货点的设置,该类模型的发展得益于信息管理系统的普及和信息识别技术的引入,常见的有考虑生产和配送环节的连续补货策略模型、自动分拣系统下的连续性补货模型等。

本书从定量分析的角度研究了医用耗材库存,运用科学的优化方法对医院医用耗材库存进行控制和优化,突破了国内对医用耗材库存管理问题进行定性研究的惯有模式。同时,以医用耗材SPD管理模式为切入点,拓展了库存控制相关理论的应用领域。在医用耗材库存模型研究过程中,另外考虑了允许缺货的医用耗材库存模型,使该类库存问题的研究更加深入。与传统模式下的医用耗材库存控制模型对比,SPD管理模式下的库存控制在管理对象、管理方法方面均有所改进,如表3.4所示。

表3.4 传统模式和SPD管理模式下的医用耗材库存控制

维度	传统模式	SPD 管理模式
库存管理对象	以个体为单位的医用耗材管理	基于定数包和手术套包的医用耗材批量管理
库存控制方式	单个情形下医用耗材库存控制	考虑多种情形下的医用耗材库存控制

3.4.1 基本库存控制模型

1. 问题描述

SPD管理模式下的医院医用耗材实行打包管理的方式,即针对临床病区,根据医院各科室消耗规律(包括消耗量、消耗频率等),将所需的医用耗材制成方便取用和消耗统计的耗材定数包进行管理。对于手术耗材,根据临床医生习惯和手术特点制成包含多种耗材的手术套包。定数包和手术套包均采用条码进行管理,科室库扫描条码实现消耗。

当消耗发生后,系统中该耗材的库存水平减少,当库存水平下降到补货点时,系统则根据设置的订货量自动生成补货计划。该方法能够对实行定数包管理的耗材实现精细化管理,减少耗材浪费,有效降低耗材库存成本。

2. 库存模型

对于医用耗材在医院的库存控制问题,首先建立基于(Q,R)补货策略的基本医用耗材库存控制模型。

(1) 参数设定

Q_n　医用耗材的现有库存量;

Q　订货量;

Q_L　提前期内医用耗材的预期需求量;

Q_{max}　医用耗材的最高库存量;

Q_s　医用耗材最高库存量下的安全库存量;

R　订货点;

L　提前期,即从提出订货到收到货物的时间;

ss　安全库存量;

T　订货周期;

σ　需求量的标准差(按历史资料由概率统计的有关公式求得);

K　安全系数,与服务水平有关。

(2) 模型建立

安全库存量应满足订货提前期内的需求

$$ss = K \times \sigma \times \sqrt{L} \tag{3.1}$$

订货点为提前期内医用耗材的预期需求量和安全库存量之和

$$R = Q_L + ss \tag{3.2}$$

根据缺货率和残差的分布情况来确定最高库存下的安全库存水平,当提前期为固定常数、残差满足正态分布时,安全库存量应满足订货周期T和订货提前期L的需求

$$Q_s = K \times \sigma \times \sqrt{L + T} \tag{3.3}$$

医用耗材的最高库存量是订货期间需求量的期望/均值加上安全库存:

$$Q_{\max} = E\left(Q_{T+L}\right) + Q_s \tag{3.4}$$

因此,订货量

$$Q = Q_{\max} - Q_n \tag{3.5}$$

3. 仿真实验

根据××医院某科室全年一次性喉罩消耗量(表3.5),计算其订货点和订货量。

表3.5　某科室全年一次性喉罩消耗量

月份	件数	月份	件数
1	20	7	52
2	29	8	49
3	36	9	46
4	23	10	51
5	23	11	57
6	36	12	30

根据耗材的使用紧急程度,设定服务水平为0.98。在SPSS软件中,运用单样本K-S检验(Kolmogorov-Smirnov test)对该耗材每个月使用量的数据进行正态分布检验。结果显示一次性使用喉罩的使用量服从正态分布(P值为0.928)。

(1) 订货点的确定

当服务水平为0.98时,根据服务水平与安全系数对应表查得安全系数$K=2.05$,设提前期$L=5$,根据式(3.1)和式(3.2),可得安全库存$ss=10.81$、订货点$R=17.09$。由此可将订货点设为18,当该规格一次性使用喉罩库存低于18件时,须向供货商发出订货需求。

(2) 最高库存量和订货量的确定

根据式(3.5),只要确定了最高库存量,订货量可随之确定。设该规格一次性使用喉罩订货周期T为一个月,根据式(3.3)和式(3.4),在订货周期与提前期内,可以求得医用耗材最高库存量下的安全库存量$Q_s=28.61$,最高库存量$Q_{\max}=72.56$。因此,该规格一次性使用喉罩最高库存量为73件,当库存量低于订货点18件时或者是达到订货周期时,须向供应商发出订货需求,订货量为最高库存量73减去现有库存量Q_n。

3.4.2　允许缺货的库存控制模型

1. 问题描述

在医院的日常诊疗活动中,对于替代性强、库存和订购成本高、非紧急供应(患者病情允许择期诊疗或手术)的医用耗材,可以允许其存在短期缺货的情况。根据医院的实际运营情形,该情况下可以采用 (Q,R) 库存补货策略。对医用耗材库存进行连续盘点时,如果库存量下降到订货点 R 或者低于 R,则立即发出一次订货请求,且订货量为固定常数 Q。通过求解模型得出最优的订货点和订货量,使库存系统的总成本达到最少。本模型以总成本 TC 最小为目标函数,主要考虑了购买成本、固定订货成本、库存持有成本和缺货成本,以缺货期望和订货次数为约束条件。

2. 库存模型

为解决允许缺货情况下的医用耗材库存控制问题,在借鉴工业领域建模经验的基础上,结合医疗领域特点,进一步建立了允许缺货的医用耗材库存模型。

(1) 参数设定

L　　订货提前期,为常数;

x　　提前期内耗材的需求量,为随机变量,期望为 $E(x) = \bar{l}$;

$\varphi(x)$　提前期内耗材需求量的概率密度函数;

$\phi(x)$　提前期内耗材需求量的分布函数;

D　　一年内耗材的平均需求量;

A　　每次订货的固定费用;

h　　单位耗材每年的库存持有成本;

C_1　　耗材单价;

C_2　　单位缺货成本;

B_1　　提前期内允许的最大缺货量;

N　　一年内最大订货次数;

R　　订货点;

Q　　订货量。

（2）模型建立

医用耗材到货前的平均库存量是 $R - \bar{l}$，此为最小平均库存；医用耗材到货时的库存量是 $Q + R - \bar{l}$，为最大平均库存。综合整个补货周期，医用耗材的平均库存量为 $\dfrac{Q}{2} + R - \bar{l}$。

设一年内耗材的平均需求量为 D，由于订货量为 Q，所以医用耗材的平均订货次数约为 $\dfrac{D}{Q}$，该耗材的总订购成本为 $\dfrac{AD}{Q}$。由于 h 是单位耗材每年的库存持有成本，所以医用耗材的平均库存持有成本为 $h\left(\dfrac{Q}{2} + R - \bar{l}\right)$。

由于在提前期内的需求量超过订货点 R 时才发生缺货，所以一个周期内缺货的平均值为

$$\int_R^\infty (x - R)\phi(x)\,\mathrm{d}x = \int_R^\infty x\phi(x)\,\mathrm{d}x - R\left[1 - \int_0^R \phi(x)\,\mathrm{d}x\right]$$
$$= \int_R^\infty x\phi(x)\,\mathrm{d}x - R\left[1 - \varphi(x)\right] \tag{3.6}$$

平均总缺货损失费为 $\dfrac{C_2 D\left\{\int_R^\infty x\phi(x)\,\mathrm{d}x - R\left[1 - \varphi(x)\right]\right\}}{Q}$。

根据以上分析建立数学模型的目标函数为

$$TC(R, Q) = C_1 D + \frac{D}{Q}A + h\left(\frac{Q}{2} + R - \bar{l}\right) + \frac{C_2 D\left\{\int_R^\infty x\phi(x)\,\mathrm{d}x - R\left[1 - \varphi(x)\right]\right\}}{Q}$$

$$\tag{3.7}$$

约束条件：

$$\begin{cases} \bar{l} - R \leqslant B_1 & (1) \\ \dfrac{D}{Q} \leqslant N & (2) \\ R \geqslant 0 & (3) \\ Q \geqslant 0 & (4) \end{cases}$$

目标函数中，$C_1 D$ 是耗材的购买成本，$\dfrac{D}{Q}A$ 是耗材的订货成本，$h\left(\dfrac{Q}{2} + R - \bar{l}\right)$ 是耗材的库存持有成本，$\dfrac{C_2 D\left\{\int_R^\infty x\phi(x)\,\mathrm{d}x - R\left[1 - \varphi(x)\right]\right\}}{Q}$ 是耗材的缺货成本。

约束（1）表示期望缺货量小于等于允许的最大缺货量，使因缺货产生的缺货成本在

一个可承受范围内;约束(2)表示订货次数小于等于最大订货次数,减少因发出订货产生的人力、物力、财力等订货成本,降低供应商发货的不确定性和出错率;约束(3)和约束(4)分别表示订货点和订货量非负。

3. 模型求解

采用多种群遗传算法进行模型求解,其中单个的种群 1-MP 都是以标准的遗传算法进化的,种群中的个体经过交叉、变异等操作后,各个种群之间再经过移民操作实现信息交流,人工选择最优个体保存到精英种群中。

采用 Matlab 软件对上述所建的数学模型进行仿真,并采用多种群遗传算法求解模型。

多种群遗传算法主要步骤如下:

① 定义给出种群个体数目为 100,变量的维数为 2,变量的二进制位数为 20,最优个体最少保持代数为 20。

② 随机生成种群个体交叉变异概率和 10 个初始种群(每个种群中种群个体数目为 100,要求交叉概率在区间[0.7,0.9]内,变异概率在区间[0.001,0.05]内。

③ 由于模型中含有约束条件,所以采用罚函数的方法构造新的目标函数,利用遗传工具箱中的 ranking 函数得出适应度函数,求解新的目标函数的最大值,即能相应求出原目标函数的最小值。

④ 所有种群内的个体分别进行选择、组合、变异操作后得到下一代个体,然后各种群之间进行移民操作实现信息交流,并且在进化每一代过程中人工选择最优个体放入精华种群中保存。判断当前优化值是否与前一次优化值相同,若前一次优化值不如当前优化值,则更新最优值;若当前优化值不如前一次优化值,则前一次优化值保持次数加 1。当最优值的保持次数到达最优个体最少保持代数时,循环结束,得出所求的最优值和其所对应的自变量值。

4. 仿真实验

根据××医院某科室腔静脉滤器及其导引系统 1 年的消耗数据,得出:$C_1 = 1.4796$(万元),$D = 136.5$(件),$A = 0.0451$(万元),$h = 0.5878$(万元),$C_2 = 0.1$(万元),$B_1 = 2$(件),$N = 12$(次),提前期内需求服从均值为 5.688、标准差为 4.267 的正态分布。

编程实现上述介绍的多种群遗传算法,从图 3.3 可以看出多种群遗传算法在求解该模型时是有效的。此时得到模型的最优解为:$R = 6$(件),$Q = 11$(件),$TC = 208.1075$(万元)。

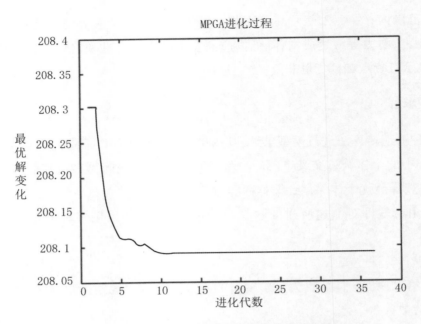

图3.3　多种群遗传算法求最优解过程图

　　以下讨论医院中该耗材的缺货成本和订货次数对决策变量(订货点R和订货量Q)和总成本的影响。首先探讨当医院中该耗材的缺货成本C_2变动时,订货点、订货量以及总成本的变化。

　　以C_2的范围在0.01万元到0.9万元之间为例,分析得到缺货成本C_2变化对总成本TC影响的计算结果。由图3.4可知,当缺货成本增加时,总成本先增加再减少;当缺货成本较低时,随着缺货成本的增加总成本迅速增加,但是当缺货成本增加到一定程度时,则需通过减少缺货来降低因缺货产生的成本,从而使总成本减少。

　　缺货成本C_2变化对决策变量(订货点R和订货量Q)影响的计算结果如图3.5所示,订货点随着缺货成本的增加而提高,而订货量没有变化。因此,缺货成本增加时,主要通过提高订货点来减少缺货,从而达到降低总成本的目的。

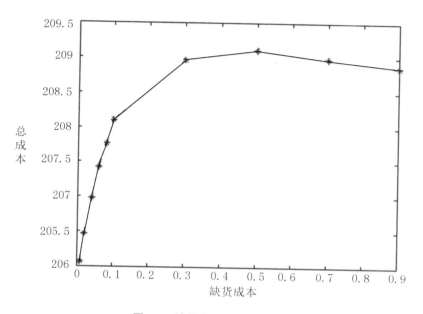

图3.4　缺货成本对总成本的影响

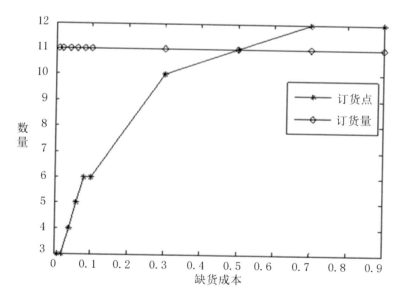

图3.5　缺货成本对订货点和订货量的影响

　　以下讨论医院对于该耗材的订货次数 N 变动时,决策变量以及总成本的变化。以 N 的范围在7到18之间为例,得出订货次数 N 变化对总成本 TC 影响的计算结果。如图 3.6所示,当订货次数增加时,总成本则减少,这主要是因为相对于库存持有成本而言, 订货成本相对较低,由于订货次数增加而增加的订货成本少于由于库存增加而产生的库存持有成本。

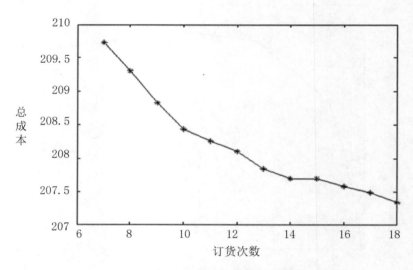

图3.6　订货次数对总成本的影响

订货次数 N 变化对决策变量(订货点 R 和订货量 Q)影响的计算结果如图3.7所示。订货点随着订货次数的增加而提高,而订货量则减少,这主要是为了通过提高订货点降低缺货成本,同时又通过减少订货量降低库存持有成本,在这两者的均衡下使得总成本降低。

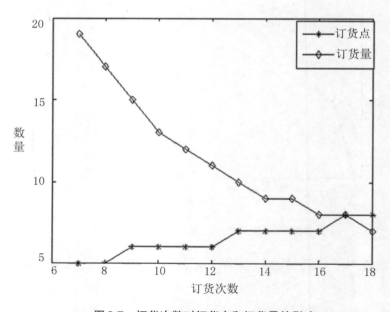

图3.7　订货次数对订货点和订货量的影响

3.5　库存协同优化管理模型

由于受到患者就医规律、个体特征和病情复杂性等因素影响,临床医疗活动对医用耗材的需求是不确定的。在满足医院临床活动需求的前提下,如何准确地对临床的医用耗材需求进行预测,实现医用耗材库存的协同优化和管理成本的降低,对于医院和供应商来说都至关重要。

医用耗材需求预测即根据历史消耗数据归纳出医用耗材的消耗规律,依此建立合适的预测模型并运用适当的预测方法对未来的需求和消耗情况进行精确预测,以辅助医院和供应商决策。对于医用耗材需求预测的方法,目前已在研究的有以指数平滑法、移动平均法等为代表的时间序列预测方法,该类方法对于需求平稳的医用物资有较好的预测效果。以决策树、时间模型匹配算法等为代表的数据挖掘方法在预测需求起伏不定、不稳定和缓慢的医用耗材方面准确性较高。有研究表明,多种预测方法组合的方式可有效降低预测的误差。国内针对医用耗材需求预测方法的研究主要集中在利用统计学的方法对医用耗材未来的消耗量进行预测,而国外学者则在一般统计学方法的基础上拓宽了方法的研究领域,考虑利用人工智能算法来研究医用耗材的预测问题。目前对于医用耗材需求预测模型的研究主要集中在对预测模型的构建和优化上,而基于医用耗材的需求预测模型,运用智能算法确定医用耗材库存补货策略的研究较少。

要实现医院对医用耗材的精细化管理以及医院内外部供应链的协同优化管理,不仅需要对医用耗材的需求进行精准的预测,同时还需要基于预测模型制定合理的库存协同策略,本部分研究了医用耗材的需求预测模型,通过改进粒子群优化算法确定医用耗材的订货点和订货量,进而制定医用耗材的库存补货策略,考虑了医用耗材需求预测和库存补货的协同性,在该类问题的研究角度上进行了创新。与传统模式下的医用耗材库存优化对比,SPD管理模式下的库存协同优化在环节特点、库存协同优化方法、协同优化效果等方面均有所改进,如表3.6所示。具体地说,本部分首先构建了待研究问题的数学模型和医用耗材需求预测模型,然后设计了一种改进的粒子群优化算法(M-PSO)用于模型的求解,并对比分析了传统医用耗材的定点补货策略和基于消耗量预测的最优主动式补货策略的补货效果差异。

表3.6　传统模式和SPD管理模式下的医用耗材库存协同优化

维度	传统模式	SPD 管理模式
管理环节特点	独立,缺乏与其他成员和环节的互动	强调医院和供应商的协同,强调与其他环节多级联动
库存协同优化方法	基于单环节、单阶段的医用耗材库存控制方法	基于改进粒子群优化算法和医用耗材需求预测的多环节、多阶段库存协同优化
协同优化效果	实现医院库存成本的降低	实现供应链总成本的降低

3.5.1　问题描述

本部分针对SPD管理模式下医院医用耗材的库存协同优化模型进行研究,基于医用耗材的消耗量预测模型制定科学有效的补货策略,优化医院库房的库存与补货协同调度过程,从而降低医院的运营成本。首先根据××医院一次性使用心电电极在2015年12月~2016年11月的消耗情况,预测2016年12月~2017年11月该耗材的消耗量;再根据医用耗材消耗量的预测情况,制定在预测时间范围内医院对该耗材的补货策略,医院根据订货点进行主动式采购;最后基于该耗材在2016年12月~2017年的6月的实际消耗数据,将主动式补货策略与医院库房传统的定点采购补货策略进行比较。

3.5.2　医用耗材库存协同优化模型

当医用耗材库存水平无法满足临床需求时,医院库房需要对该种耗材进行补货,在制定补货策略时,需要综合考虑订购耗材时所需的成本以及库存成本等因素来确定订货点 W 和订货量 O。设耗材的基本购买价格为 P,并且其价格固定不变,不会随着时间的推移而变化;医院对耗材进行补货时,只考虑由一个供应商提供该种耗材,耗材在位于不同地理位置的医院和供应商间的运输成本 C_T 与耗材的运输量有关;耗材在医院的库房存储时存在管理成本,即库存成本 C_V。本部分所研究的问题的优化目标为在周期内制定补货策略使得该耗材的购买成本、库存成本和运输成本总和最小。耗材的消耗情况根据消耗预测模型函数 $f(t)$ 进行预测,预测周期为一年,在该预测周期内制定订货点,其时间粒度为星期(即订货点为当前周期内的某个星期)。耗材的安全库存量记为 S,一个周期 T 内考虑共有52个星期,则周期内所有星期的集合记为$\{w_1, \cdots, w_l, \cdots, w_n\}$,$1 \leqslant n \leqslant 52$,订货点的集合记为$\{t_1, \cdots, t_i, \cdots, t_m\}$,其中$m$表示周期内订货的总次数,在$t_i$时间点上医院库房的耗材剩余库存量记为$V_i$,订货量记为$O_i$,单位订货量的运输成本记为$C_T$,单位时间内耗材在库房的管理成本为$C_M$,总成本记为$C_{SUM}$,若剩余库存量无法满足当前医院的临床需求,医院需要进行紧急采购,紧急采购量记为O_i^E,单位紧急采购成本为P^E。

$$C_{SUM} = \sum_{i=1}^{m} O_i P + O_i C_T + O_i^E P^E + C_M \int_{t_i}^{t_{i+1}} (V_i + O_i) - f(t) \mathrm{d}t \tag{3.8}$$

$$\sum_{l=1}^{n} x_l = m \tag{3.9}$$

$$O_i + O_i^E \geqslant \int_{t_i}^{t_{i+1}} f(t) \mathrm{d}t \tag{3.10}$$

$$V_i \geqslant 0 \tag{3.11}$$

$$\sum_{i=1}^{m} O_i + O_i^E \geqslant \int_{0}^{T} f(t) \mathrm{d}t \tag{3.12}$$

$$O_i = \begin{cases} \int_{t_i}^{t_{i+1}} f(t) \mathrm{d}t - V_i + \varepsilon, & \int_{t_i}^{t_{i+1}} f(t) \mathrm{d}t - V_i \geqslant 0 \\ 0, & \text{其他} \end{cases} \tag{3.13}$$

$$1 \leqslant t_i \leqslant 52, t_i \in \mathbf{Z}^+ \tag{3.14}$$

$$x_l \in \{0, 1\} \tag{3.15}$$

其中,式(3.8)表示本书研究问题的优化目标,式(3.9)表示确定的每一个订货点都必须实现订货,式(3.10)表示每个订货点确定的订货量与紧急订货量之和必须满足当前订货点到下一订货点间的需求,式(3.11)表示当前库存量必须为非负,式(3.12)表示周期内的总订货量与总紧急订货量之和不小于周期内该种医用耗材的预测总消耗量,式(3.13)确定当前订货点下的订货量,其中ε表示随机扰动因子,式(3.14)表示周期时间点的区间范围,式(3.15)表示决策变量x_l的取值范围,只能取值为0或1。

3.5.3 医用耗材需求预测模型

本部分内容研究的问题主要针对2016年12月~2017年6月医院一次性使用心电电极的补货策略,在制定补货策略时基于在对应时间范围内该种耗材的消耗预测模型。

在2016年12月～2017年11月时间范围内建立的该种耗材的消耗预测模型,主要是依据上一个时间周期,即2015年12月～2016年11月该种耗材的实际消耗情况,以实际消耗情况的数据来确定下一周期内的消耗预测模型。在本部分确定的消耗预测模型中,首先分析2015年12月～2016年11月该种耗材的总体分布情况,根据其分布的情况确定预测模型的函数类型;然后通过历史实际数据确定函数模型中的参数,最后以预测值与实际值之间的方差作为评价函数模型的标准。

在图3.8中,横坐标表示2015年12月～2016年11月期间的各个星期,总共有52个星期,各柱状图表示在对应时间上医院该材料的消耗总量,从图3.8中可以看出在整个周期内的消耗量随着时间的变化而变化,并且呈现一定的规律性,从整体上看服从三角函数模型分布,因此预测下一年度的消耗量模型为

$$f(x) = B + A \times \sin(wx + \varphi) \tag{3.16}$$

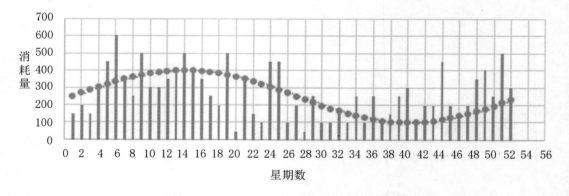

图3.8　2016年一次性使用心电电极消耗情况

根据图3.8所描述,一个刻度表示一个星期,周期为52,假设模型函数向右平移了一个刻度,则$\sin(wx + \varphi)$中的参数为w和φ分别为$\pi/26$和$-\pi/26$;令$b = \sin(wx + \varphi)$,则预测模型可转化为一元一次线性方程模型

$$f(b) = B + A \times b \tag{3.17}$$

根据上述线性方程模型,需要确定的参数为斜率A和截距B,在一元回归方程进行拟合时,可利用最新二乘法估计这两个参数,因此斜率A和截距B可利用下列公式进行运算

$$A = \frac{n\sum xy - \sum x \sum y}{n\sum x^2 - (\sum x)^2} \tag{3.18}$$

$$B = \frac{\sum y}{n} - A \times \frac{\sum x}{n} \tag{3.19}$$

其中,n是样本个体的数量,x为变量b对应的值,而y为x对应时间刻度耗材的实际消耗量。

图3.9描述了根据2015年12月～2016年11月期间一次性使用心电电极的实际消耗情况,获得的对应下一时间周期,即2016年12月～2017年11月的消耗预测情况,预测模型为

$$f(x) = 265.38 + 79.80 \times \sin[(x-1)\pi/26] \tag{3.20}$$

其中,该模型中自变量x表示为当前周期内的星期数目。

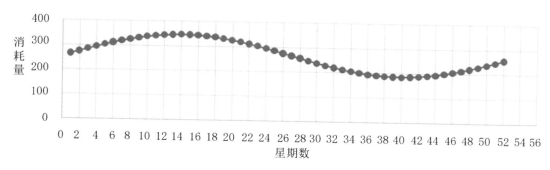

图3.9　2017年一次性使用心电电极消耗预测

3.5.4　改进的粒子群优化算法设计

1. 算法设计策略

(1) 编码策略

如表3.7所示,本部分设计的算法采用二进制编码方式,对周期内的各时间节点进行编码,当$X_i = 0$时,表示在该时间点不需要补货,否则该时间点表示订货点。

表3.7　算法编码结构

周期	T_1	...	T_i	...	T_n
星期数	x_1	...	x_i	...	x_n
补货	0	...	1	...	1

如图3.10所示,算法在迭代更新过程中采用实数编码,根据个体上各维度值大小关系与其位置的关系进行关联,从而转化为对应的二进制编码。

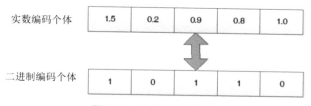

图3.10　个体编码转换

算法中的个体在计算其适应度值时需要将其实数编码转化为二进制编码,首先把各位置上的数值按照非递增的方式进行排序,使得每个位置上都获得一个对应的顺序值,然后遍历个体的每个位置,判断位置值与对应的顺序值是否相等,若相等则把该位置上的编码设置为1,否则设为0,详见表3.8。

表3.8 编码转化规则

分量	x_1	x_2	x_3	x_4	x_5
位置值	1	2	3	4	5
维度值	1.5	0.2	0.9	0.8	1.0
顺序值	1	5	3	4	2
转化	1	0	1	1	0

(2)单点变异

单点变异操作主要是针对个体的二进制编码进行的,通过随机选择个体上的某一个位置,把该位置上的值替换为其他值,若值为1则替换为0,若值为0则替换为1。如图3.11所示,个体的第3个位置被选定为进行变异的位置点,由于该位置上的元素值为1,根据单点变异规则,把该元素值替换为0,从而实现对该位置的变异操作。

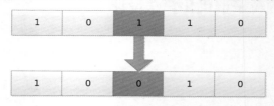

图3.11 单点变异示意图

(3)倒位变异

倒位变异操作主要是针对个体的实数编码进行的,在该种变异操作中主要的影响因素是变异位置的确定和变异的替换规则。对于变异的位置,首先随机选择个体上两个互不相同的位置点,把选择的两个位置点之间的所有位置元素作为变异对象;而对于替换规则,变异对象按照中心对称的原则把各位置上的元素值进行相应变换,如图3.12所示。

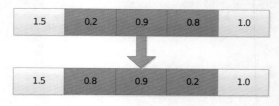

图3.12 倒位变异示意图

如图3.12所示,该个体需要进行倒位变异的是第2个到第4个位置之间的3个元素,按照对称交换原则,把第 2 个位置上的元素值与第 4 个位置上的元素值进行交换,由于第 3 个位置为交换的中心点,所以第 3 个位置上的元素值保持不变。

(4) 交叉算子

交叉算子操作主要针对个体的实数编码进行,该操作的关键点在于父体的选择以及交叉概率的确定。对于父体的选择可以从当代种群中随机选择两个个体,也可将当代种群的个体与以往种群中的个体进行交叉。由于交叉概率参数的设定会影响到父体进行交叉时对应后代个体各位置上的元素值选择,因此确定一个良好的交叉概率值可以使得父体经过交叉后获得一个质量较好的个体,如图 3.13 所示。

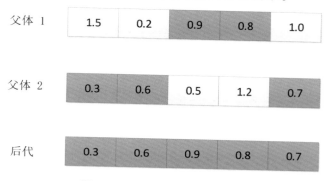

图 3.13　交叉运算示意图

图 3.13 描述了两个父体之间的交叉过程,首先确定一个交叉概率 CR,遍历父体的每一个位置,针对每个位置产生一个 $(0,1)$ 范围内的随机数 $rand$,若 $rand < CR$,则后代个体对应的位置选择父体 1 上对应的元素值,否则选择父体 2 上对应的元素值,直至把父体上所有的位置遍历完毕。

(5) 订货量确定

在确定订货点的订货量时,需综合考虑当前订货点的库存 V_i、当前订货点和下一订货点的时间间隔内的总消耗量 $\int_{t_i}^{t_{i+1}} f(t)\mathrm{d}t$。由于在当前订货点下的订货量是以到下个订货点的预测消耗总量为前提的,而在实际情况中会出现供不应求的情况,即当前医院该种耗材的库存量无法满足需求,因此医院为保证其服务水平,会考虑进行紧急补货。而在确定订货量的过程中还可能会出现当前库存量可以满足当前订货点到下一订货点间的总消耗量,为减少医院的库存成本,可将该订货点的订货量设置为零,即在确定的当前订货点不进行订货。同时,由于市场外部环境存在不确定性,因此在确定订货量时还需考虑随机因素。综合上述情况的考虑,当前订货点下的订货量由式 (3.13) 计算获得。

2. 算法流程

根据算法的设计策略,改进后的算法流程如图 3.14 所示。

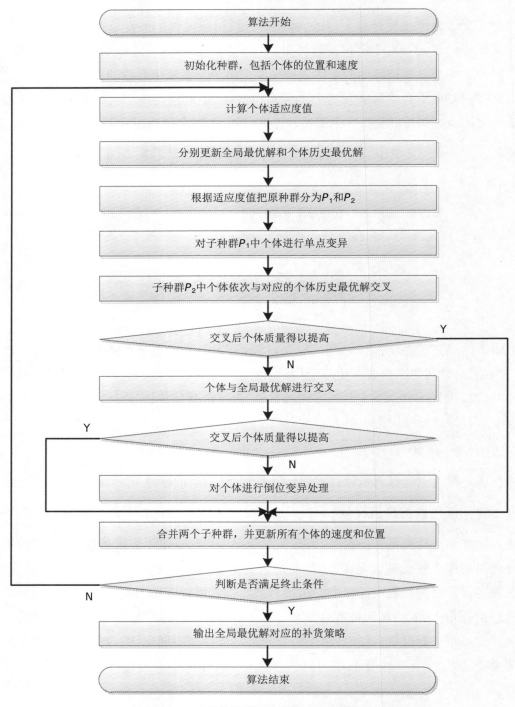

图 3.14　改进的粒子群优化算法过程示意图

（1）算法基本步骤

步骤1：随机初始化规模为M的种群个体，包括个体的初始位置和初始速度；

步骤2：计算种群中个体的适应度值，并更新全局最优解 $pbest$ 和个体历史最优解 $gbest$；

步骤3：根据当代种群中个体的适应度值，把种群个体分为两个子种群 P_1 和 P_2，其中 P_1 中所有个体质量都比 P_2 好，即 P_1 中所有个体的适应度值均比 P_2 中个体适应度值小；

步骤4：对子种群 P_1 中所有个体进行单点变异操作；

步骤5：针对子种群 P_2 中每个个体与对应的个体历史最优解进行交叉，判断交叉后的个体质量是否得以提高，若成立则执行步骤8，否则执行步骤6；

步骤6：个体以概率 p 与全局最优解交叉，判断交叉后的个体质量是否提高，若成立，则执行步骤8，否则执行步骤7；

步骤7：随机确定个体解的两个互不相同的位置，对这两个位置之间的所有元素进行倒位变异处理；

步骤8：重复步骤5，直至遍历子种群 P_2 中的所有个体；

步骤9：根据式（3.21）和式（3.22）分别更新种群中所有个体的移动速度和位置：

$$V_i = V_i + c_1 \times \text{rand}() \times (pbest_i - X_i) + c_2 \times \text{rand}() \times (gbest_i - X_i) \quad (3.21)$$

$$X_i = X_i + V_i \quad (3.22)$$

其中，c_1 和 c_2 均为固定常数，$\text{rand}()$ 表示产生一个随机数；

步骤10：判断是否满足算法执行的终止条件，若满足则执行步骤11，否则返回步骤2；

步骤11：输出算法的全局最优解，即最优的补货策略，包括各个订货点及对应的订货量。

（2）算法的伪代码

表3.9所示即为算法的伪代码。

表3.9 算法的伪代码

初始化规模为 M 个体种群 Q，种群个体的初始位置 X 和初始速度 V，算法最大迭代次数 num；

while（当前迭代次数<=num）

  while（X ∈ Q）

    计算个体 X 的适应度值 F(X)；

    if（F(X)＜F(gbest)） do

把个体 X 赋值给该个体的最优解 gbest；

　　end if

　　if$(F(X)<F(pbest))$ do

　　　把个体 X 赋值给该个体的最优解 pbest；

　　end if

　　if P_1 中的个体>=M/2 do

　　　把 P_1 中适应度值最大的个体移到 P_2 中；

　　end if

　　else do

　　　把个体 X 添加到 P_1 中；

　　end else

　　end while

while$(X \in P_1)$

　　对个体 X 进行单点变异操作；

end while

while$(X \in P_2)$

　　定义变量 X'，其与个体 X 具有相同的含义；

　　将个体 X 与对应的历史最优解 gbest 进行交叉，并把交叉后得到的个体赋值给变量 X'；

　　if$(F(X')<F(X))$ do

　　　把 X' 赋值给 X，continue；

　　end if

　　else do

　　　将个体 X 以 p 概率与全局最优解 pbest 进行交叉，并把交叉后得到的个体赋值给变量 X'；

　　if$(F(X')<F(X))$ do

　　　把 X' 赋值给 X，continue；

　　end if

　　else do

　　　对个体 X 进行倒位变异处理；

　　end else

　　end else

end while

while$(X \in Q)$

　　根据式(3.21)和式(3.22)分别更新群中所有个体 X6 的移动速度和位置；

end while

end while

(3) 算法流程的关键点

① 步骤2中的计算适应度值按如下步骤进行：

步骤2.1：个体实数编码向量 $X = \{x_1, x_2, \cdots, x_i, \cdots, x_n\}$，定义变量 $i = 1, j = 1$，$X' = \{x'_1, \cdots, x'_i, \cdots, x'_n\}$，$O = \{o_1, o_2, \cdots, o_i, \cdots, o_n\}$，其中变量 X' 表示个体二进制编码向量，变量 O 表示个体向量上各元素的排序值；

步骤2.2：遍历个体 X 中的 n 个元素，并确定每个元素的大小排序值；

步骤2.3：依次判断每个个体的位置值 i 与顺序值 o_i 是否一致，若一致，则把对应的位置编码 x'_i 赋值为1，否则编码为0；

步骤2.4：重复步骤2.3，直至个体的 n 个位置都完成二进制编码转换，生成个体对应的二进制编码记为 $X' = \{x'_1, \cdots, x'_i, \cdots, x'_n\}$；

步骤2.5：判断 $x'_i = 1$ 是否成立，若成立，则执行步骤2.6，并定义变量 $t_j = i$，否则把 $C_j + f(i)$ 赋值给 C_j；

步骤2.6：把 $j + 1$ 赋值给 j，并定义变量 $C_j = f(i)$、O_j、$f(i)$ 为预测函数，C_j 为预测消耗量，O_j 表示订货量；

步骤2.7：定义变量 $k = i + 1$，判断 $x'_k = 1$ 是否成立，若成立，则执行步骤2.8，并把 k 赋值给 i，否则返回执行步骤2.5；

步骤2.8：根据订货量公式(3.13)计算获得订货量 O_j；

步骤2.9：把 $i + 1$ 赋值给 i，判断 $i \leqslant n$ 是否成立，若成立，则返回步骤2.5，否则执行步骤2.10；

步骤2.10：定义变量 C，并且将根据式(3.8)计算获得的值赋值给变量 C；

步骤2.11：把步骤2.10求得的 C 值作为个体 X 的适应度值。

② 步骤4中单点变异操作按如下步骤进行：

步骤4.1：参照步骤2中的相应子步骤2.1～2.4，获得个体 X 的二进制编码序列 $X' = \{x'_1, \cdots, x'_a, \cdots, x'_n\}$；

步骤4.2：定义变量 $\alpha = 1, z$，并把当前迭代次数 num 除以个体向量维度 n 所获得的余数赋值给变量 z；

步骤4.3：定义随机变量 $rand$，并把产生的一个在 $[1, n]$ 区间范围内的整数赋值给 $rand$；

步骤4.4：判断个体 X' 上第 $rand$ 个位置的值是否为1，若是，则替换为0，否则替换为1；

步骤4.5：把 $\alpha + 1$ 赋值给 α，判断 $\alpha \leqslant z$ 是否成立，若成立，则返回步骤4.3，否则该类

变异步骤执行完毕。

③ 步骤 5 和步骤 6 中的交叉操作按如下步骤进行：

步骤 5.1：定义一个后代个体变量 X^O，该变量与父体 X^{P1} 和 X^{P2} 具有相同的含义，设定交叉概率为 CR，定义变量 $\beta = 1$；

步骤 5.2：产生一个在区间 $(0,1)$ 范围内的随机数 $random$，判断 $random < CR$ 是否成立，若成立，则把其中一个父体 X^{P1} 的第 β 个位置上的元素值赋值给 x_β^O，否则把另一个父体 X^{P2} 的第 β 个位置上的元素值 x_β^{P2} 赋值给 x_β^O；

步骤 5.3：把 $\beta + 1$ 赋值给 β，判断 $\beta \leqslant n$ 是否成立，若成立，则返回步骤 5.2，否则表示个体的交叉操作完成。

④ 步骤 7 个体 X 进行倒位变异操作按如下步骤进行：

步骤 7.1：定义两个变量 $rand1$ 和 $rand2$；

步骤 7.2：产生一个在 $[1,n]$ 区间范围内的整数，并把产生的整数赋值给 $rand1$；

步骤 7.3：重新产生一个在 $[1,n]$ 区间范围内整数的 D，判断 D 与 $rand1$ 是否相等，若相等，则继续执行步骤 7.3；否则判断 $D > rand1$ 是否成立，若成立则把 D 赋值给 $rand2$，否则把 $rand1$ 赋值给 $rand2$，并把 D 赋值给 $rand1$；

步骤 7.4：定义中间变量 $temp$，$t = 0$，把 x_{rand1} 赋值给变量 $temp$；

步骤 7.5：判断 $rand1 \geqslant rand2$ 是否成立，若成立，则执行下列步骤，否则个体 X 完成倒位变异操作；

步骤 7.6：把 x_{rand2} 赋值给 x_{rand1}，并把 $temp$ 赋值给 x_{rand2}；

步骤 7.7：把 $t + 1$ 赋值给 t，并把 $rand1 + t$ 赋值给 $rand1$，把 $rand2 + t$ 赋值给 $rand2$，返回步骤 7.5。

⑤ 步骤 9 中个体 X 进行更新操作按如下步骤进行：

步骤 9.1：定义变量 $h = 1$，设定位置分量的上限 X_MAX 和下限 X_MIN，速度分量的上限 V_MAX 和下限 V_MIN；

步骤 9.2：个体 X 上的速度分量 v_h 根据式（3.21）进行更新；

步骤 9.3：判断 $v_h > V\_MAX$ 是否成立，若成立，则把 $2 \times V\_MAX - v_h$ 赋值给 v_h，否则执行步骤 9.4；

步骤 9.4：判断 $v_h < V\_MIN$ 是否成立，若成立，则把 $2 \times V\_MIN - v_h$ 赋值给 v_h，否则执行步骤 9.5；

步骤 9.5：个体 X 上的向量分量 x_h 根据式（3.22）进行更新；

步骤 9.6：判断 $x_h > X\_MAX$ 是否成立，若成立，则把 $2 \times X\_MAX - x_h$ 赋值给 x_h，否则执行步骤 9.7；

步骤 9.7:判断 $x_h < X\_MIN$ 是否成立,若成立,则把 $2 \times X\_MIN - x_h$ 赋值给 x_h,否则执行步骤 9.4;

步骤 9.8:把 $h+1$ 赋值给 h,判断 $h \leqslant M$ 是否成立,若成立,则返回步骤 9.2,否则表示种群中所有个体更新完成。

3.5.5 仿真实验

基于本节研究的库存问题,通过改进标准的粒子群优化算法,在问题相对应的解集中搜索问题的最优解,并且与基本的粒子群优化算法和差分进化算法(Differential Evolution,简称 DE)在搜索性能上进行了比较,所有算法都是在 Java 语言环境下编程的,所有测试算例均在配置为 Intel i7-6700 3.40 GHz 处理器、8.00GB RAM 内存的台式电脑环境下运行。

仿真实验基于实际的样本数据进行测试,测试样本数据来源于××医院耗材信息系统数据库。目前××医院对于医用耗材的补货策略主要采用的是定点采购法,即当医院中心库某种耗材库存量低于安全库存时,就会对该种耗材进行采购,采购量由最大库存量和当前库存量共同决定。针对 2016 年 12 月～2017 年 6 月期间的一次性使用心电电极的消耗量数据(××医院对于该种医用耗材的安全库存量为 500,最大库存量为1500),本实验对比了该种耗材在××医院中的传统采购补货策略和基于本节设计的改进粒子群优化算法的主动式补货策略下的成本。

1. 算法参数设置

在本节的仿真实验中,针对一次性使用心电电极库存问题运用了 3 种智能算法进行了研究,这 3 种智能算法为:本文提出的改进粒子群优化(M-PSO)算法、基本粒子群优化(PSO)算法和差分进化(DE)算法。由于这 3 种智能算法在迭代过程中都基于种群,并且算法的迭代次数会影响算法搜索最优解的质量,因此在对算法设计的过程中考虑的重要算法参数包括种群规模和迭代次数。为减少算法在迭代过程中随机因素干扰的影响,在对算法性能进行比较过程中,每个算例在每个算法中独立运行 10 遍,然后对求得的每一代搜索到的最优解的平均适应度值进行比较,其中各算法中解的适应度值均为对应补货策略下的总成本。算法在执行时的参数设置如下:种群规模为 100、迭代次数为 500,由于本章考虑基于时间长度测试算例,因此在算例长度中分别设置为 8、12、16、20、24、26。

在算法迭代过程中,需要针对搜索到的个体计算其适应度值,而适应度值的计算是基于个体解对应的补货策略的总成本,因此在计算适应度值时需要设置一些计算参数:设耗材的单价为3元,单位运输费用为0.05元,耗材在仓库中的单位时间管理费用为0.02元,当需要紧急补货时,耗材的单位购买成本为6元。

2. 实验结果

图3.15(a)描述了时间为8个星期的测试算例在算法迭代中解的质量的收敛情况,从图中可以看出测试的3个智能算法在迭代的后期都收敛到了同一个值,即算法在限定条件下搜索到了相同的最优解,同时也可以判定最终收敛到的最优解个体记为对应问题的最优解;这是由于该测试算例的时间较短,对应解的空间较小,因此算法都能较容易地搜索到问题对应的最优解。虽然算法在搜索到最优解的质量基本一致,但收敛的速度不尽相同,其中本章设计的改进粒子群优化算法在收敛速度上明显要优于其他两个算法,而差分进化算法在该问题的解集搜索性能较差,收敛速度最慢。

图3.15(b)展示了时间长度为12个星期的测试算例在各个算法迭代过程中最优解质量的收敛情况,从图中可以看出基本的粒子群优化算法收敛速度最快,但收敛的最优解质量最差;差分进化算法收敛的较慢,而最终解的质量较好;改进的粒子群优化算法虽然最终最优解的质量最好,但是其收敛速度与其他两个算法比较优势不明显,还有待提高。

图3.15(c)针对的是时间长度为16个星期的测试算例,从图中可以看到基本的粒子群优化算法过早地收敛,收敛的速度最快,而对应的最终最优解的质量最差,且与其他算法相比相差较大;而差分进化算法在迭代前期解的质量提升不明显,因此在整个迭代过程中并没有明显的收敛趋势,但其最终最优解的质量比基本粒子群的最优解质量好。

图3.15(d)对应的是时间长度为20个星期的测试算例在算法中解的质量收敛情况,整体上看各个算法的收敛速度都较慢,基本的粒子群优化算法和差分进化算法在迭代过程的后期都已明显收敛,而改进的粒子群优化算法在迭代的后期解的质量仍没有收敛,但从迭代过程中解的质量来看,比其他两个算法要好。

图3.15(e)、(f)分别描述的是时间长度为24个星期和26个星期的测试算例在智能算法中解的质量的收敛情况,由于测试算例的时间长度较大,因此各个算法的收敛速度较慢,收敛结果并不明显,其中差分进化算法在整个迭代过程中并没有明显的收敛趋势,在迭代过程的前期各个算法解的质量相差较大,而在后期差分进化算法的最优解的质量逐渐逼近改进的粒子群优化算法,基本粒子群优化算法解的质量过早收敛,在后期解的质量并没有明显的改进提升。

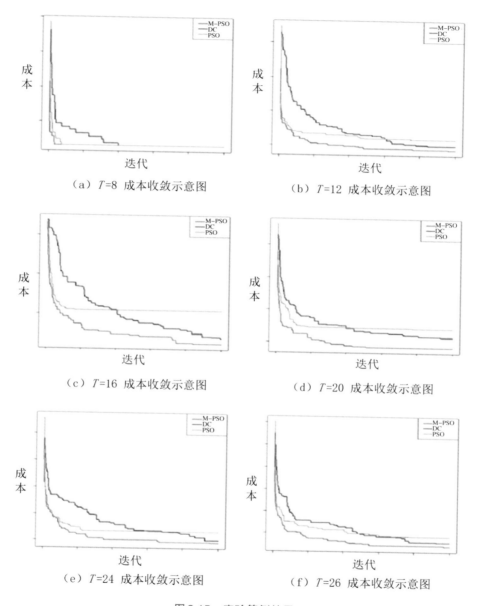

（a）$T=8$ 成本收敛示意图　　　　　　（b）$T=12$ 成本收敛示意图

（c）$T=16$ 成本收敛示意图　　　　　　（d）$T=20$ 成本收敛示意图

（e）$T=24$ 成本收敛示意图　　　　　　（f）$T=26$ 成本收敛示意图

图 3.15　实验算例结果

　　表 3.10 详细地描述了传统定点补货策略确定的具体补货信息和基于 M-PSO 补货策略确定的具体补货信息，展示了这两种补货策略下所确定的订货点以及各个订货点所对应的订货量。

表3.10　不同订货策略下补货数据表

周	采购量(件)											
	8 周		12 周		16 周		20 周		24 周		26 周	
	M-PSO	传统	M-PSO	传统	M-PSO	传统	M-PSO	传统	M-PSO	传统	M-PSO	传统
1	1118	1500	1118	1500	1118	1500	1118	1500	1420	1500	1420	1500
2												
3												
4		1050		1050		1050		1050		1050		
5	234		234		863		545					
6	259		259						834		191	1501
7	307		307				580				632	
8	207		207		144							
9	—	—	156	1100	492	1100	38	1100	1046	1100	1402	
10	—	—	205				205					
11	—	—	447		316		792					357
12												
13	—	—	—	—	212							
14	—	—	—	—	495	1150	17	1150	340	1150		362
15	—	—	—	—			688					
16	—	—	—	—	53		894		393		48	1060
17	—	—	—	—	—	—					533	
18	—	—	—	—	—	—			484			
19	—	—	—	—	—	—		1200		1200	1511	
20	—	—	—	—	—	—	1533					1350
21	—	—	—	—	—	—	—	—				
22	—	—	—	—	—	—	—	—	1150			

续表

周	采购量（件）											
	8 周		12 周		16 周		20 周		24 周		26 周	
	M-PSO	传统	M-PSO	传统	M-PSO	传统	M-PSO	传统	M-PSO	传统	M-PSO	传统
23	—	—	—	—	—	—	—	—	—	—	—	—
24	—	—	—	—	—	—	—	—	—	—		816
25	—	—	—	—	—	—	—	—	—	—		509
26	—	—	—	—	—	—	—	—	—	—	—	—

表3.11对比了传统的定点补货策略和基于改进粒子群优化算法的消耗量预测模型补货策略,时间长度分别为8、12、16、20、24和26周6个时间点的订货次数、订货量和总成本的数据差异。从表3.11中可以看出,在6个时间点上传统的定点采购策略下的总订货成本都比基于M-PSO补货策略下的总订货成体要高,并且随着时间周期延长,这两种补货策略的总采购量的差值呈现出逐步增大的趋势;从总成本上看,各时间点上传统的定点采购策略下总成本都比基于M-PSO补货策略下的总成本要高,而且随着时间长度加大,这两种补货策略对应的总成本之间的差距也越来越大。

表3.11　不同订货策略下补货数据汇总表

周	订货次数（次）		常规订货量（件）		紧急订货量（件）		订货总量（件）		总成本（元）	
	M-PSO	传统	M-PSO	传统	M-PSO	传统	M-PSO	传统	M-PSO	传统
8	6	2	2115	2550	10	0	2125	2550	6765	8995
12	8	3	2933	3650	0	0	2933	3650	9332	12973
16	9	4	3693	4800	0	0	3693	4800	11999	17111
20	8	5	4842	6000	58	0	4900	6000	16165	21380
24	9	6	5994	7150	6	0	6000	7150	20201	25559
26	8	6	6553	7150	47	0	6600	7150	22417	25818

（刘同柱　谷玮　童贵显　刘丹　王文婷　何恩全　慈云飞　编写）

第 4 章

院内配送管理

- 4.1　院内配送概述
- 4.2　主动推送管理
- 4.3　定制配送管理
- 4.4　追溯管理

4.1 院内配送概述

4.1.1 管理目标

SPD管理模式配送管理以保障科室医用耗材及时供应、"解放"医护人员为目标,在制定合理的配送策略和配送路径的基础上,通过设计主动推送和定制配送两种高效的配送模式,将耗材精准、及时、高效地送至需求科室。

4.1.2 管理措施

1. 创新配送模式

在自动获取科室耗材需求的基础上,耗材配送人员根据系统自动分配的任务,完成耗材从中心库向科室库的配送。SPD管理模式下的配送分为主动推送和定制配送两种模式,主动推送模式主要将已加工的耗材主动推送至各二级库房;定制配送模式是主动推送模式的一种延伸,指在手术室库房内根据手术特点将耗材加工成式式套包推送至各手术间。

2. 制定配送策略

根据不同科室的耗材需求紧急程度对配送任务进行多目标规划与任务调度,制定常规配送和紧急配送两种策略。

3. 优化配送路径

由于医院楼宇较多、科室分布复杂,在进行多科室配送时应综合考虑电梯位置、配送距离、配送量、适宜配送时点等因素,在及时满足各科室补货需求的前提下,通过优化配送路径实现配送效率的提升。

4. 应用物联网技术

院内配送过程中应用的物联网技术主要包括条码技术和射频技术。条码技术除了应用在定数包和术式套包上外,还应用于配送工具(如推送车、配送箱等)、配送单据等;配送箱条码与箱内定数包信息相关联,配送单条码与科室配送耗材的信息相关联,扫描对应条码即可获取相关信息。射频技术主要运用于智能储存柜,对柜中耗材粘贴RFID电子标签,取用耗材时智能柜自动识别、盘点库存,以实时监测消耗情况。

4.1.3 管理模式

在消耗监测的基础上,综合考虑耗材的消耗特点与规律,通过优化配送流程、改进配送工具等手段,灵活运用主动推送模式和定制配送模式。

主动推送模式主要面向的是临床病区、门诊科室、医技科室的院内配送,通过将原有手工请领方式转变为自动获取科室需求,主动将各科室所需耗材加工后推送至各二级库房;定制配送模式面向的是手术室的耗材配送,在手术室库房内根据手术特点、手术排程将耗材加工成各种术式套包推送至各手术间。

4.1.4 优势分析

在传统模式下,各科室医用耗材请领量主要依赖于科室库管员的个人经验,由于主观判断与临床实际需求存在偏差,在常规申领之外,科室还需不定时提出临时性申请才能满足临床业务开展,对原本较低的院内配送能力提出了挑战,造成院内配送效率低下。同时,为防止缺货现象发生,部分库管员倾向于申请远超过科室实际需求量的耗材,造成科室库存积压,得不到有效周转。

SPD管理模式下的配送管理在配送方式、配送策略、配送效率方面均有所改进,如表4.1所示。

表4.1 传统模式与SPD管理模式下的院内配送管理

内容	传统模式	SPD管理模式
配送方式	被动配送	主动推送和定制配送
配送策略	不定时配送	常规配送和紧急配送
配送效率	工作量大、耗时低效	专业、规范、高效

1. 配送方式

在传统模式下,医用耗材的院内配送是基于科室的申请而触发的,配送量主要依赖于科室库管员的个人经验;医用耗材大多是按整箱、整件的大包装配送至科室,难以追溯和监测用量,也容易造成库存积压。

SPD管理模式通过库存控制系统监测各科室库存水平,根据设置的各类耗材库存参数确定配送量,配送人员定时主动按批次配送至各科室。根据耗材使用区域的不同,采取有区别的配送方式。对于普通病房,在获取科室耗材需求的基础上,实行医用耗材定数包主动推送的方式;对于手术室,在手术室库内由服务人员将手术耗材加工成套包或组套,在术前主动推送至各手术间,提升手术耗材配送效率。

2. 配送策略

由于缺乏消耗监测,传统模式下的医用耗材配送时间是不确定的,面对全院众多科室库管员的不确定性补货申请,配送人员需要完成大量的、无规律的配送任务。

SPD管理模式在消耗监测的基础上采取常规配送和紧急配送两种策略,以满足科室日常和突发性需求,在保证临床业务开展的同时也使得配送工作更加有规律性。

3. 配送效率

传统院内配送通常交由下送工人、后勤物业、供应商配送或科室自行至库房领取。工作周期不规律,且要等到耗材到货后才安排配送,效率较低。且因配送方不固定、配送行为不规范等原因,造成监管空白,管理部门无法杜绝私下换货等不规范行为,增加了临床使用风险。

相比较而言,SPD管理模式下单次配送具备配送品种多、单品种配送量少的特点,且中心库给科室库补货周期较为固定,使得配送具有规律性;同时,根据配送任务紧急性、科室库分布位置等因素,设置合理的配送路径,避免配送绕路、等待可用电梯等影响效率的问题发生,有效提升了配送效率。最后,由于院内配送管理统一交由第三方服务商负责,配送人员具备物流作业相关专业知识并接受专业培训,使得配送更加高效、规范。

4.2 主动推送管理

4.2.1 基本概念

主动推送模式指在实时监测科室库存水平的基础上,统筹考虑科室库存量和历史消耗量以确定合理的补货量,根据使用科室耗材的实际使用特点,完成医用耗材的拣货并加工成定数包,再推送至相应科室。

4.2.2 管理要求

主动推送模式的管理要求如下:

① 配送任务交接信息全面,避免出现错送科室等现象;

② 严格按照既定的配送策略和配送路径进行配送;

③ 根据配送量、配送距离和配送紧急性选择合适的配送工具;

④ 耗材在科室库上架入库时,核对耗材与定数包标签信息是否一致,遵从"先进先出、左拿右放"原则。

4.2.3 管理内容

主动推送管理的内容主要包括院内配送流程管理和配送策略管理。

1. 配送流程管理

院内配送前,需根据配送任务量选择合适的配送工具到待下送区,分拣完成后再次核对配送科室、配送箱、配送耗材等信息,按照系统预设路径将已加工耗材配送至指定科室。到达科室库后扫描推送单条码、定数包条码、库位条码,遵循"先进先出、左拿右放"的原则进行耗材上架,最后由科室库管理人员在信息系统内进行"上架确认"操作,完成耗材入库,具体流程如图4.1所示。

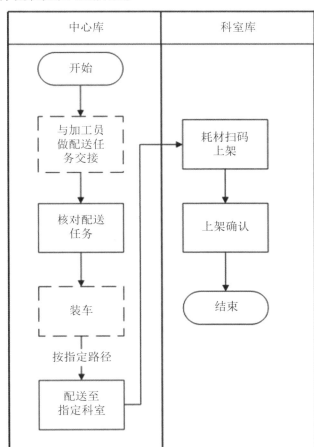

图4.1　主动推送模式流程示意图

2. 配送策略管理

灵活运用常规配送和紧急配送策略。常规配送策略指以中心库为中心,按照就近原则以及补货任务触发时间的先后顺序定时、定序配送(如每天配送1次)。紧急配送策略指为满足因消耗量异常增加而引发的紧急需求所制定的一种临时策略,要求以最快的速度将科室所需耗材配送至科室。在配送时机选择上,一方面综合考虑电梯位置、配送距离、配送量、适宜配送时点等因素设计合适的配送路径,另一方面根据科室业务开展规律,错开业务高峰期及繁忙时段进行配送。

4.3　定制配送管理

4.3.1　基本概念

在SPD管理模式中,对于手术耗材采取术式套包管理,对定制类手术耗材采取组套管理。组套管理是指为方便手术医生在术前申领,按照生产厂家、供应商、用途、品牌、手术名称等筛选条件,将非备货类耗材组合成套进行采购的管理方式。定制配送模式根据手术排程,将手术耗材加工成术式套包或组套,从手术室库房配送至相应术间。与主动推送模式不同的是,定制配送模式下的术式套包和组套在手术后须回库确认消耗内容。相较于传统模式下手术耗材的配送,定制配送模式极大减少了巡回护士取用手术耗材的时间,也促进了手术耗材的全流程追溯。

4.3.2　管理要求

术式套包和组套在配送管理中的要求包括:
① 配送时要确保手术间、患者信息等核对无误;
② 须根据既定的配送顺序和路径进行配送;
③ 配送至术间的耗材须与巡回护士再次核对信息,确保无误;
④ 对回库的术式套包应及时清点套包内耗材,以确保信息系统内手术耗材收费数据的及时回传,提高手术耗材收费的准确性。

4.3.3　管理内容

1. 术式套包配送

术式套包配送即对术式套包进行加工并推送至相应术间。SPD信息系统通过信息接口获取医院手术排程信息,库房人员根据手术排程加工满足各手术类型下的术式套包,下送人员再将术式套包配送至各术间。巡回护士通过术后扫码实现对手术中使用耗材的收费,并对未使用的套包进行回库操作,库房人员清点已使用套包内的耗材,并再次核对手术耗材收费信息,如图4.2所示。

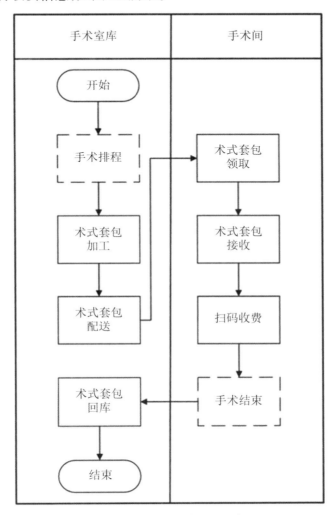

图4.2　术式套包配送流程示意图

2. 手术组套配送

手术组套即责任医师根据实际需要选择手术过程中将要使用的各类耗材,这些手术耗材申请单经审批后转为手术耗材订单。供应商在线接收手术订单后即执行耗材配送,耗材到院经验收通过后直接送至手术室库房,库房人员在手术室库房复核信息后,将组套耗材送至相应术间。对于需要消毒、灭菌的耗材,还需送至消毒供应室,完成消毒、杀菌后再送至术间备用。手术后巡回护士清点术中使用的耗材并扫码计费,手术订单内未实际使用的耗材可在手术结束后自动退库,如图4.3所示。

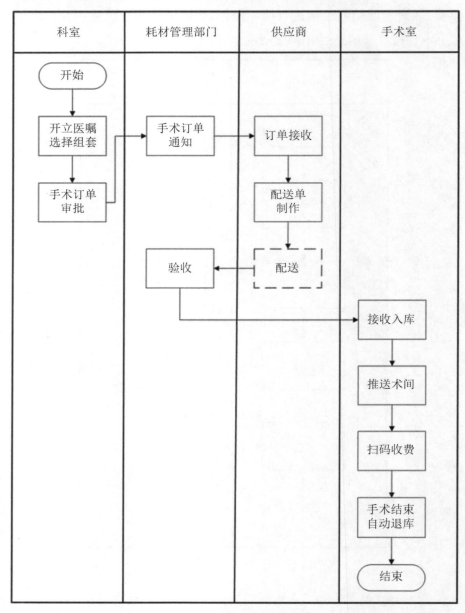

图4.3　组套管理流程示意图

追溯管理

卫生行政部门发布多项政策,明确要求医疗机构须实现医用耗材从生产到使用的双向可追溯,建立医用耗材闭环管理的追溯体系。加强追溯管理不但是促进医用耗材精细化管理的重要手段,也是保证患者医疗安全的重要途径。

4.4.1　基本概念

追溯体系是一种以产品风险管理为基础的安全保障体系,即一旦危害患者健康的不良事件发生,可按照从医用耗材的原材料到最终患者使用过程中各个环节所必须记载的信息追踪医用耗材的流向,停止使用或召回存在使用危险的医用耗材,以切断源头、消除危险、减少损失。医用耗材追溯体系的实质是一种信息的记录与传递体系,通过对医用耗材相关信息的正确识别、如实记录与有效传递来发挥作用。

医用耗材追溯包含物的追溯、人的追溯、发票的追溯等多层含义。物的追溯主要指医用耗材的产品名称、规格型号、产品注册证号、批号、数量等物理属性信息的追溯;人的追溯指患者、病历、供货商、手术医师、器械护士等人员信息的追溯;发票的追溯主要指发票真伪、发票明细、患者收费情况等信息的追溯。如何加强医用耗材追溯管理已经成为许多医院管理、研究的热点。

当前医院医用耗材追溯管理主要面临以下问题:一方面,医用耗材品牌规格繁多且日常消耗数量巨大,在缺乏统一医用耗材标识的情况下,各流程节点之间很难做到实物与信息的相互匹配;另一方面,很多医院的医用耗材入出库信息化程度不高,使得很难查询到医用耗材消耗时间、使用人员等信息。因此,建立医用耗材编码系统,实现医用耗材统一编码和各环节信息化是医用耗材追溯管理中需首要解决的问题。

4.4.2　追溯条码应用

GS1(Globe Standard 1)编码体系是目前主流的唯一器械标识,约70%的进口医用耗材采用GS1-128编码作为医疗器械唯一标识,其他进口医用耗材或采用HIBCC

(Health Industry Business Communications Council)标准进行编码,编码标识的不统一给医用耗材的条码解析与追溯带来很多难题。

SPD管理模式中以两种方式实现院内医用耗材全面条码管理以及全流程追溯:一种方式是通过解码系统解析耗材自身码所含信息,系统自动录入自身码信息,通过各节点数据传输实现耗材信息追溯;另一种方式是通过给医用耗材赋院内码的形式实现(图4.4),医用耗材配送入院后,系统自动生成以GS1编码格式设计的院内唯一码,与耗材自身码进行对照关联,医用耗材在院内的各流通环节,均可通过院内唯一码追溯记录,实现耗材院内外的闭环追溯。GS1条形码主要由主条码和副条码组成,主条码包含国别、厂家、产品名称、型号规格、包装级别等静态信息;副条码包含生产日期、生效日期、批号、序列号、流水号、型号、包装数量等动态信息。

药物洗脱冠脉支架系统			
产品型号	ERES35015X		
产品批号	20190102	产品效期	2020/01/02
供应商	×××医疗器械有限公司		
注册证号	×××械准进20161234567		

01069123403000121720201
1020190102
药物洗脱冠脉支架系统

01069123403000121720201
1020190102
药物洗脱冠脉支架系统

图4.4　SPD院内流通唯一码示例图

SPD管理模式下的追溯管理通过一元化的信息系统平台将医用耗材的物流和信息流紧密结合,实现医用耗材全流程条码追溯,通过与收费系统的数据对接实现从耗材使用到收费的追溯,不但提升了医用耗材管理的精细化水平,也对临床使用耗材的行为起到约束作用。

4.4.3　管理要求

1. 追溯条码唯一

SPD管理模式下系统自动生成的条码必须是唯一的,定数包条码、高值耗材条码都不可重复扫描使用。物资编码须遵循单品单规管理要求,通过对不同种类、规格、批次的耗材分别进行编码以实现每件耗材的区分。

2. 物流流程规范

为实现医用耗材全流程追溯,医用耗材的采购、入库、上架、出库等各物流环节必须紧密联系且操作规范,任何环节的信息丢失和操作失误都会导致信息的缺失或失真,影响耗材追溯的准确性。

3. 全程可追溯

SPD管理模式要求对医用耗材实行"向前可溯源、向后可追踪"的全生命周期追溯管理,高值耗材追溯应实现每一件耗材从采购、入库至患者使用的全程追溯;低值耗材应实现每一批耗材从采购、入库至患者使用的全程追溯。

4. 溯源数据长期保存

医用耗材追溯各节点应在线记录且各节点信息登记应全面、完整,如植入类耗材应包含采购信息(如采购订单审批信息、采购耗材品种和规格、采购数量)、消耗信息(如消耗时间、使用者)、患者信息(如患者姓名、住院号)等,这些溯源数据应长期保存以便查询。医用耗材溯源数据应设置查阅权限,保证信息的保密性和安全性。

4.4.4　管理内容

医用耗材追溯管理的内容主要包括单品单规制建档、物联网工具的应用、全程条码管理。

1. 单品单规制建档

SPD管理模式对医用耗材实行单品单规制建档管理,即针对具有多种规格的耗材,对其分别编码设置词条。而这就需要在医用耗材词条维护时完善其基础物资档案,包括基础属性和业务属性信息。基础属性信息包括耗材品牌、名称、规格、型号、供应商、计量单位、级别、风险类别、注册证类别等;业务属性信息包括计量单位单价、是否为收费物资等。

2. 全程条码管理

SPD管理模式通过条码的应用实现医用耗材的全程追溯管理。高值耗材和低值耗材的追溯过程有所区别。

(1) 低值耗材追溯

低值耗材采取定数包条码管理,在中心库内对低值耗材进行加工,赋定数包条码。定数包条码包含耗材品种、品规、批号、效期、数量等信息,用于科室库的耗材入库及消耗,通过定数包条码可追溯低值耗材在院内的拣货、加工、科室上架、科室消耗流转等全过程。

通过定数包条码可向上溯源到同批号效期耗材的采购时间、供应商配送时间、验收人及验收时间、验收结果和该耗材在中心库内的入库、拣货、加工以及在科室库的入库信息等;向下追溯同批号效期的低值耗材在全院内的各科室的库存情况、各科室的消耗信息(如使用人员及消耗时间)以及使用该批号效期耗材的患者信息。

(2) 高值耗材追溯

高值耗材采取高值耗材条码管理,高值耗材条码为一物一码(唯一码),条码除包含医用耗材品种、品规、批号、有效期等信息外,还包含产品序列号、Lot号(MACHINE-LOT,产品批号)等。通过SPD信息系统与院内收费系统的对接,使用高值耗材时扫描耗材产品码或院内唯一码进行消耗并收费(并将实际使用的医用耗材包装上的条码粘贴到患者病历上),实现耗材的物流信息与使用计费信息的绑定,完成高值耗材的全流程追溯。

通过高值耗材的产品自身码或院内唯一码可向上溯源该耗材的采购时间、供应商配送时间、验收人及验收时间、验收结果、科室库的入库信息等;向下追溯该耗材在科室的消耗信息(如使用人员及消耗时间)、手术信息、患者信息等。

(刘同柱　谷玮　丁贞虎　蒋雯　唐倩雯　编写)

第 **5** 章

信息系统和
技术应用

- 5.1 信息系统和技术概述
- 5.2 信息系统
- 5.3 技术应用

5.1 信息系统和技术概述

近年来,随着信息技术的迅速发展,临床诊疗、预约就诊等领域的信息化取得了巨大进展,极大地促进了诊疗服务的高效开展和服务模式的转型。相比较而言,国内医院医用耗材管理信息化水平普遍偏低,主要体现在信息系统功能简单、信息管理覆盖范围有局限性、系统间信息互相独立等。而日益增加的运营成本和卫生政策的规范化管理要求对医用耗材管理信息化提出了新的、更高的要求。

得益于大数据、物联网、云计算、人工智能等技术在医疗卫生领域的逐步应用,医用耗材管理信息化遇到难得的发展契机,大力建设医用耗材一体化管理平台,充分运用新兴技术提升信息共享和协同程度,是实现医用耗材管理信息化、智能化的重要途径。

5.1.1 信息系统架构

在SPD管理模式下,医用耗材信息系统的构建是一项复杂的工程。医用耗材信息管理系统架构主要包括6个层次,即感知层、支撑层、资源层、基础构件层、平台服务层和用户层,如图5.1所示。

① 感知层:它是整个平台获取信息的基础,包括所有的基础技术工具,主要通过它们获取医用耗材的信息,实现平台的各种功能。

② 支撑层:指支撑信息系统开发和运行的软硬件条件。

③ 资源层:指为实现信息系统管理所需的各类数据资源,包括耗材数据库、供应商数据库等各类数据库。

④ 基础构件层:主要由模型应用、系统构件和大数据处理3个部分组成。

⑤ 平台服务层:可分为平台高级服务和平台业务服务两类,其中平台高级服务包括供应管理、耗材需求预测、模型定制等8项服务;平台业务服务包括供应协同服务平台、院内物流精益化管理系统等6项服务。

⑥ 用户层:主要是面向最终用户服务的,包括耗材供应商、耗材管理部门、科室、手术室和主管领导5个主要用户,属于最高层次。

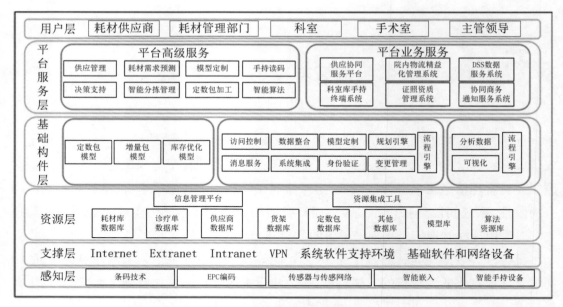

图5.1　SPD管理模式信息化架构

5.1.2　信息网络拓扑

信息网络是SPD管理模式信息系统的重要组成部分,是整个系统的"神经",可实现物流信息系统之间的信息共享与传递。SPD管理模式信息网络是在物联网、云计算、大数据等先进技术基础上,针对物流与供应链协同运作管理的需求,依托互联网、电信网等通信基础设施,连接物流信息孤岛,提供物流信息交换与大数据服务的高效、可靠、安全、标准化的物流信息共享服务体系。为保护患者隐私等医院保密信息,在整个网络设计及建设过程中,采取建立防火墙、网闸和隔离区等一系列安全策略保障医院信息网络安全。如只让医院内的服务器单向向外部的服务器上传数据,限制传输数据的大小及数据传输时间等。SPD管理模式信息网络拓扑如图5.2所示。

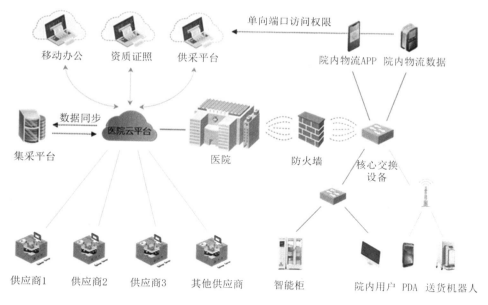

图5.2　SPD管理模式网络拓扑示意图

5.2 信息系统

　　SPD管理模式信息系统是实现医用耗材SPD管理模式的标准和基础,主要包括数据类系统、管理类系统、决策分析类系统、硬件配套系统和通知服务系统五大类。具体信息部署如图5.3所示。

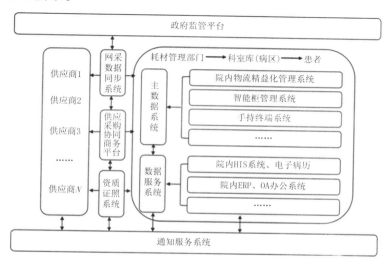

图5.3　SPD管理模式信息部署示意图

5.2.1　数据类系统

1. 主数据系统

主数据指各信息系统间共同使用的、可共享的数据,如供应商信息、耗材品种信息、价格信息等。与波动较大的业务数据相比,主数据的内容相对稳定。

主数据系统是运用数据集成引擎将院内所有医用耗材数据整合而成的数据字典,供其他信息系统调用和提取的数据集成系统。主数据系统通过数据集成引擎实时和异步处理方式,对院内基础数据统一管理、统一维护、统一调用,保障数据一致性、集成化、标准化和规范化,实现各信息系统间的数据同步与互动,提高医用耗材管理和作业效率。

2. 数据服务系统

数据服务系统(Data Server System,简称DSS)主要包括以下4项功能:

① HIS高值耗材条码校验功能,即提供Web Service接口,使动态链接库(Dynamic Link Library,简称DLL)程序可被HIS直接调用,同时提供高值耗材医嘱收费同步接口,接受HIS医嘱收费时传递过来的相关信息,存储并同步写入院内物流精益化管理系统中。

② 二级库(科室库、手术室、供应室等)补货智能分析功能,具有自动补货功能,可进行补货周期的设置。

③ 中心库库存智能分析功能,具有自动采购功能,可进行采购周期的设置。

④ 各系统业务活动状态监管,消息通知,信息获取、制作与提交等其他功能。

3. 资质证照管理系统

资质证照管理系统是为了及时高效地搜集、更新、审核医用耗材相关资质,减少证照管理的工作量,实现资质证照信息化、安全化、规范化管理而开发的信息系统。资质证照管理系统主要包含证照上传、证照审核、证照查询、证照效期预警四大功能模块。

资质证照管理系统利用信息化手段,将资质证照文件由纸质材料转为数字化信息进行线上管理,以医用耗材为主线,建立生产厂家、代理商、配送商等授权链路关系,与院内医用耗材管理系统联动,实时调取电子证照辅助医用耗材的入库验收。

5.2.2　管理类系统

1. 院内物流精益化管理系统

院内物流精益化管理系统包括基础资料、系统管理、查询汇总、中心库管理、手术室管理、科室库管理、供应室管理、财务管理8个功能模块,如图5.4所示。

其中,基础资料模块中有院区设置、物资档案管理、供应商档案管理等功能;中心库管理模块中有赋码、验收、入库上架、波次管理、拣货管理、定数包加工管理、配送管理等功能;科室库管理模块中有库位管理、科室上架管理、科室消耗管理、库存管理等功能。

院内物流精益化管理系统通过与院内HIS的对接,实现了高、低值耗材的库存实时监测和全流程追溯管理,确保耗材使用的安全性,有效提升了医院的医用耗材库存的科学化管理水平。

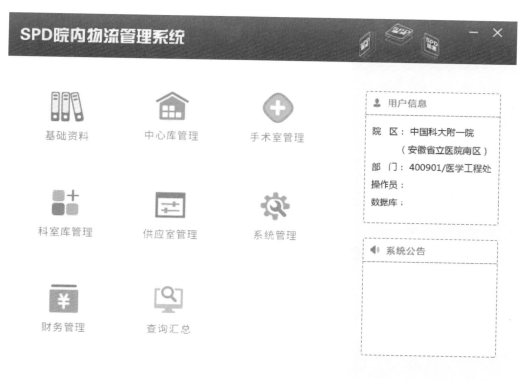

图5.4　院内物流精益化管理系统功能界面

2. 供应采购协同商务平台

供应采购协同商务平台,简称供采平台,是供应商和医院在线处理采购和订单业务的信息系统,包括订单管理、手术订单管理、查询分析、SPD结算管理、组套管理、报警统计分析、基础资料、系统管理8个管理模块,如图5.5所示,可实现订单接收确认、配送单制作和打印、结算单接收和制作以及采购计划的审批等功能。供采平台通过线上联动线下提高了医用耗材采购的效率和规范性,通过订单全程追溯提升了采购订单的响应速度。

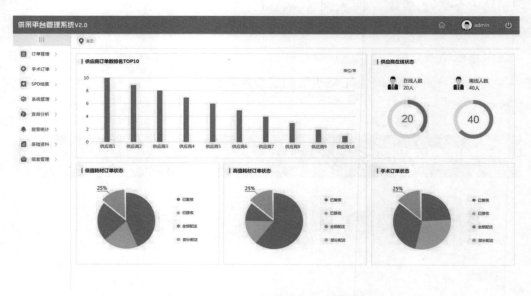

图5.5　供应采购协同商务平台登录界面

5.2.3　决策分析类系统

1. BI智能报表系统

BI(Business Intelligence)智能报表系统是以数据仓库为核心,运用统计分析、数据挖掘等技术对基础业务数据进行处理,提供图形化界面直观展示医用耗材使用相关数据,以辅助医院进行管理决策的信息系统。该系统通过医院分析模型、科室分析模型、病种术式分析模型和耗材分析模型,对耗占比、重点耗材使用、重点术式开展等方面进行分析,如图5.6所示。

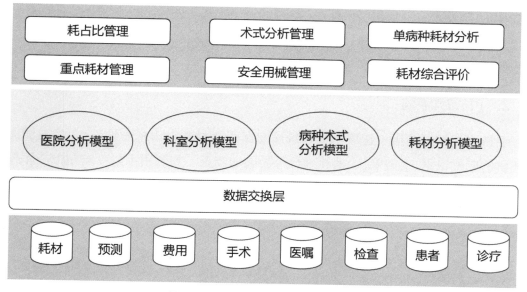

图5.6 BI智能报表系统架构模型图

2. 供应商评价系统

供应商评价系统通过统计分析供应商的质量(退货率)、服务(供应品种数和到货及时性)、交货(验收效率)、信誉(质量保证体系、总销售额、注册资金)以及地域维度(与医院的距离)等指标,采用权值设置的方式构建评价模型,实现对供应商的定量评价,为医院考核、选择和变更供应商提供科学依据。

3. 使用评价系统

使用评价系统通过产品问题上报、不良事件上报、问题处理跟踪等功能,对医用耗材使用的安全性、规范性、合理性进行评价和反馈,协助医院构建耗材使用风险监测体系,提升医用耗材临床使用质量,保障患者安全与利益。

5.2.4 硬件配套系统

1. 智能柜管理系统

医用耗材智能存储柜是用于医院高值耗材智能化管理的硬件设备,智能柜管理系统包括基础资料、智能柜管理、加工管理、查询分析四大模块。智能柜管理系统运用

RFID传感器技术实时采集医用耗材的动态存储信息,实现智能识别、智能存储、自动控制与自动补货报警等功能;通过对接医院收费系统动态调整库存误差数据,提高医用耗材监测数据准确性。

2. 手持终端系统

手持终端系统是用于读取院内各级库房医用耗材条码信息的设备,在院内辅助医用耗材的库位识别、上架确认、消耗确认等功能的实现。如利用手持终端在中心库扫描库位条码实现医用耗材上架和分拣,在科室库扫描定数包条码实现医用耗材上架和消耗确认。

5.2.5 通知服务系统

通知服务系统将订单进度通过短信和微信等方式传递至供应商或医院,加快订单响应,提高信息传递效率。通知服务系统包括四个主要功能:① 采购订单通知;② 证照效期报警通知;③ 到货验收交接完成通知;④ 结算开票通知。

5.3 技术应用

SPD管理模式在完备的信息系统架构基础上应用了"互联网+"、物联网、云存储、机器人等技术,实现医用耗材院内、院外供应链闭环管理。

5.3.1 "互联网+"

SPD管理模式将"互联网+"技术应用到医用耗材管理中,为医院和供应商提供了有效的信息沟通渠道与便捷的管理手段。SPD管理模式构建了医院与供应商进行业务处理的B2B协同商务平台,形成了医用耗材采购的电子商务模式;通过综合运用HTML、XML、JAVA、IP互联、Web Service等诸多IT技术,开发了基于Web的资质证照管理系统、协同商务通知服务系统、供应商评价系统等,提升了医用耗材管理信息化水平;通过微信端的应用,使得订单接收、反馈等业务的处理摆脱了时间和场所限制,实现了移动便捷办公。

5.3.2　物联网

物联网技术在 SPD 管理模式中的应用主要体现在容器条码、库位标签、医用耗材智能柜和智能屋 4 个方面。

1. 容器条码

容器条码即在存放医用耗材的容器中粘贴的条码,通过专业设备读取容器条码可获取容器内存放物品信息。

容器条码具有唯一性,条码形式包括普通纸质条码标签、无线电子标签、RFID 标签等。

容器条码的应用范围主要包括医用耗材包装、医用耗材定数包、医用耗材周转箱等。

2. 库位标签

在医用耗材中心库和科室库库位安装无线电子标签,上架或分拣时显示当前医用品种、数量等信息。

用扫码枪扫描库位标签即可将医用耗材相关操作信息传递至库存管理系统,确保读取的电子标签数据与系统保持一致。

3. 医用耗材智能柜

医用耗材智能柜通过识别医用耗材标签感知存取操作,动态记录和传输感知信息,具备智能盘点、存取感知、智能补货、防丢报警等智能处理功能,如图 5.7 所示。

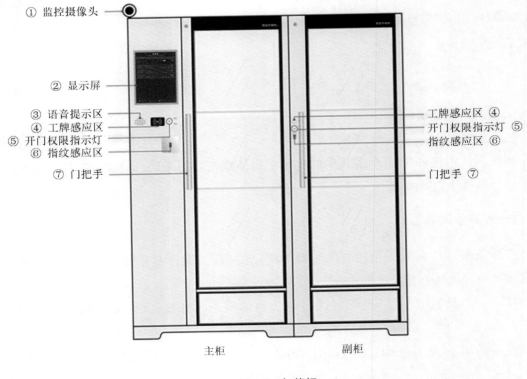

① 监控摄像头

② 显示屏

③ 语音提示区
④ 工牌感应区
⑤ 开门权限指示灯
⑥ 指纹感应区
⑦ 门把手

工牌感应区 ④
开门权限指示灯 ⑤
指纹感应区 ⑥

门把手 ⑦

主柜   副柜

图5.7 智能柜

4. 医用耗材智能屋

医用耗材智能屋即在存放医用耗材的空间内安装RFID无线收发设备,自动感知医用耗材在库房内的流动过程,实时监控和记录出入库房的医用耗材品种、数量等信息,实现医用耗材在无人值守状态下的自动感知管理,主要应用于手术室、导管室、内镜中心等部门的医用耗材库房。

5.3.3 云存储

SPD管理模式中引入了云存储技术,将字典信息、证照信息、采购供应业务等信息进行云端部署,在授权许可的情况下用户可通过云平台系统共享数据资源,实现信息共建、共用、共享,改善了院区间信息系统相互独立的状况,避免了医用耗材相关业务数据的重复维护,一定程度上节约了信息管理成本。

5.3.4　机器人

SPD管理模式将自动导引运输车(或称搬运机器人,Automated Guided Vehicle,简称AGV)应用到院内物流配送管理中,如图5.8所示。在手术室内的定制配送中,术间搬运机器人可以实现自手术室仓库到各手术间的医用耗材的及时配送,提高术间耗材配送效率,减少手术过程中巡回护士取用耗材的时间。

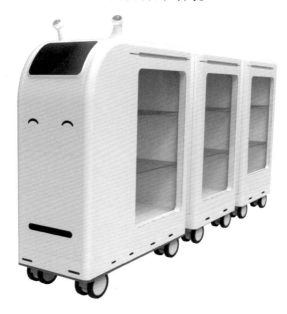

图5.8　自动导引运输车

(刘同柱　丁贞虎　何恩全　编写)

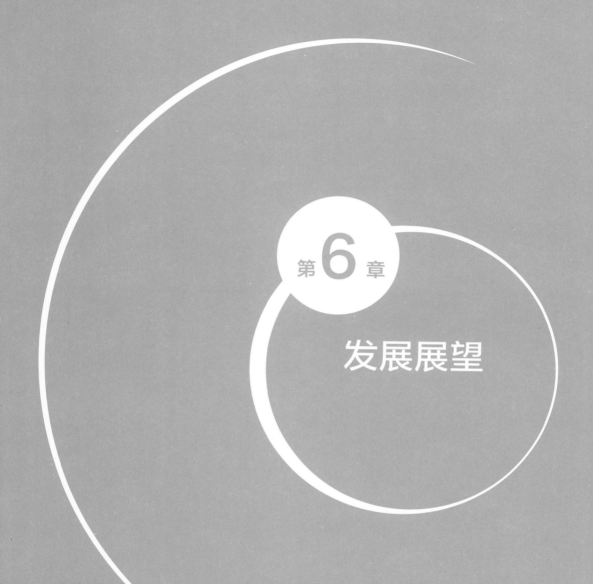

第6章

发展展望

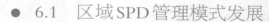

- 6.1 区域SPD管理模式发展
- 6.2 医用物资全面管理
- 6.3 物联网、人工智能等技术的深入应用
- 6.4 供应链金融服务模式

随着新医改政策的逐步深入和国家对医用耗材管理要求的提高,通过SPD管理模式提升医院精细化管理水平,实现医用耗材全生命周期管理,顺应了国家医疗卫生体制改革的趋势。在物联网、大数据、云计算等技术不断发展和广泛应用的背景下,SPD管理模式未来要围绕新技术应用、管理模式创新、管理内容多元化等方面,持续推动SPD管理模式在深度和广度的全面发展,进一步提升医院物资管理效率,降低医院的成本和患者的负担。

 区域SPD管理模式发展

未来医用耗材SPD管理模式将顺应区域内医疗机构医用耗材管理的发展趋势和卫生政策要求,实行"云仓"模式,即通过构建一体化信息管理平台,集成区域内医疗机构的医用耗材数据系统,促使各院区"分仓"数据互联互通、信息共享,实现物流效率提升和资源优化配置的目标。作为一种新型仓储管理模式,区域SPD管理模式中的"云仓"具有集中化、智能化、可视化等特点,基于大数据、云计算等信息技术,"云仓"可实现智能化派单、配送清单自动匹配、线上线下一体化订单处理等功能,改善传统方式下由于医疗机构各院区信息互相独立导致的仓储低效率和配送资源浪费等现象,减少仓储空间,降低物流成本。

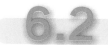 **医用物资全面管理**

当前SPD管理模式在医用耗材和药品领域快速发展,但在检验试剂、手术器械等其他医用物资管理的应用方面仍处于探索阶段。SPD管理模式未来一方面要结合不同类别物资的属性和消耗特征扩大其应用范围,实现SPD管理模式在医用耗材、检验试剂、手术器械、后勤物资等医用物资的全面覆盖;另一方面要在全面应用的基础上,建立信息系统集成不同物资的使用数据,通过大数据分析构建不同物资使用的关联网络,寻找物资间消耗的联动规律,实现医用物资需求精准预测。

6.3 物联网、人工智能等技术的深入应用

相较于工业生产、社会物流等行业，人工智能、物联网等技术在医用耗材管理领域中的应用程度仍然较低，这些新兴技术对于提升SPD管理模式的运作效率具有巨大的促进作用，是未来的重要发展方向。

1. 物联网技术应用

当前SPD管理模式对于物联网技术的应用大多局限于物资条码的应用，未来可在此基础上进一步拓展物联网的应用范围和程度，如将智能眼镜、扫码指环等穿戴式识别设备应用于验收、分拣等物流环节中，建立智能存储屋用于加强高值耗材追溯管理等。

2. 人工智能技术应用

随着人工智能技术的迅速发展，未来SPD管理模式将注重人工智能技术的应用以提升医用耗材管理效率，如将图像识别技术应用于身份自动识别和耗材验收，将语音识别技术应用于医用耗材取用、收费等场景，运用大数据分析技术实现医用耗材需求的精准预测等。

3. 机器人技术应用

由于人力成本的不断增加和规范化作业的要求，通过物流机器人和自动化设备代替传统人工进行验收、拣货、赋码等机械化的物流作业活动，进而提高仓库运营效率，已成为未来医疗机构医用耗材精细化管理的发展趋势，将机器人技术广泛应用到SPD管理模式中是降低医疗机构成本和提高作业准确率的有效途径。

6.4 供应链金融服务模式

供应链金融服务模式即充分发挥SPD平台海量数据优势，以"新金融创新服务"和"SPD基础设施服务"为"两翼"，通过构建医疗机构、供应商、SPD服务商、金融机构、征

信机构等多方参与的新型金融生态协同供应链平台,提高医用耗材资金流运作效率。

　　当前医疗供应链中小企业资金需求大,医疗供应链金融服务市场空间大,人工智能、区块链、大数据、云计算四大核心技术将引领数字金融科技向纵深发展,人工智能和大数据技术赋能属性将进一步增强,SPD管理模式将在该发展机遇上发挥重要作用,积极推动供应链金融服务模式的建设和发展。

　　　　　　　　　(刘同柱　谷玮　丁贞虎　童贵显　王玉杰　孙雅冬　编写)

参考文献

[1] 李立峰. 医用耗材档案管理的现状与信息平台构建[J]. 医疗装备,2018,31(20): 49—50.

[2] 孟琳. 高值医用耗材"两票制"采购模式研究[J]. 医疗卫生装备,2018,39(9): 67—71.

[3] 武文成,秦利荣,徐海青. 运用SPD管理模式对医院医用耗材精细化管理的影响 [J]. 中国医疗设备,2018,33(9):153—157.

[4] 刘文音,李桂兰,李少杰,等. 限耗风暴下的医用耗材管理措施研究[J]. 医疗卫生装备,2018,39(8):82—84.

[5] 夏其文. 医用耗材准入管理中存在的问题、对策及准入流程[J]. 医疗装备,2018,31 (12):65—66.

[6] 彭雪莲. 新型医疗物资供应链SPD管理模式在医用耗材管理中的应用探讨[J]. 现代经济信息,2018(10):353,356.

[7] 瞿文君,赵洁华,许翔. 医院智能化供应链在药品管理中的应用[J]. 中国医药指南, 2018,16(7):298—299.

[8] 许翔,王伟明. SPD供应链管理研究在大型公立医院的应用研究[J]. 中国卫生产业,2018,15(7):27—29.

[9] 金志根. 基于GSP的A医院医用耗材管理研究[D]. 昆明:昆明理工大学,2018.

[10] 董立友,安峥. 以中日医院为例解读SPD[J]. 中国医院院长,2018(3):64—65.

[11] 夏培勇. 基于医院新型供应链SPD管理模式的风险与监管[J]. 中国医院,2018,22 (1):53—55.

[12] 官藤,钟力炜,俞晔. 新型医疗物资供应链SPD管理模式研究[J]. 上海管理科学, 2017,39(5):115—118.

[13] 王晓虎,王先爱,吴文松,等. 新医改环境下医用耗材管理实践与探讨[J]. 中国医疗设备,2017,32(9):157—159.

［14］耿益民,朱江华,黄亮.新形势下医用耗材信息化管理建设研究［J］.医疗卫生装备,2017,38(9):58－60,63.

［15］何瑶,刘玲,陈扬,等.SPD院内物流管理系统在某院中心药库管理中的应用及效果评价［J］.重庆医学,2017,46(22):3153－3154,3168.

［16］陆辰铭,陈童,范国荣,等.医院药品供应链物流SPD管理模式探讨［J］.中国卫生产业,2017,14(19):158－159.

［17］许翔,王伟明.SPD供应链模式的成本量化控制［J］.中国卫生产业,2017,14(14):103－105.

［18］陈利芳,吴宇枫,黄荣海,等.SPD与HIS协同应用于药品物流管理的成效分析［J］.中国药房,2017,28(13):1797－1800.

［19］韩德民,卢九星,李星明,等.中国健康服务业发展战略研究［J］.中国工程科学,2017,19(2):21－28.

［20］刘同柱,沈爱宗,胡小建,等.基于SPD管理模式的医用耗材物流管理流程优化策略［J］.中国卫生事业管理,2017,34(2):114－116,119.

［21］王裔辉,王惠,赵海宏,等.医用耗材的信息化管理［J］.中国实用医药,2017,12(1):195－198.

［22］王晓波.手术室医用耗材二级库精细化管理的探讨［J］.卫生经济研究,2017(1):69－71.

［23］王琳,张宁,王岩青.三级综合医院医用耗材精细化管理措施与成效分析［J］.齐鲁医学杂志,2016,31(5):612－613,616.

［24］车得飞,王志成,王凡,等.医用耗材精细化管理信息系统的分析与设计［J］.中国卫生产业,2016,13(33):129－131.

［25］易秀成,韩廷杰,王波.基于物联网技术的SPD智能监管预警系统简析［J］.建筑电气,2016,35(10):57－60.

［26］贾峥,管晓敏.SPD系统在病区耗材管理中的应用效果评价［J］.解放军护理杂志,2016,33(16):64－66.

［27］包黎刚,易利华,徐海波,等.基于JCI标准的高值医用耗材供应链管理模式研究与应用［J］.中国医学装备,2016,13(6):134－138.

［28］姚文坡,吴敏,孙涛,等.医用耗材分类编码和管理方法探讨［J］.医疗卫生装备,2016,37(5):139－141,147.

［29］吕寻伟.精益管理在手术室医用耗材规范化管理中的应用分析［J］.中国医学装备,2016,13(4):117－119.

[30] 邹冬梅,蔡颖尔,黄燕尔. 射频识别技术在医用耗材物流管理中的应用[J]. 中国医学装备,2015,12(9):77—79.

[31] 盛红彬,马延斌. 医用耗材管理现状与对策[J]. 解放军医院管理杂志,2015,22(7):688—690.

[32] 宋应诺,谭剑,郝立威. 引入第三方配送服务的社区养老研究[J]. 中国卫生事业管理,2014,31(11):819—820,832.

[33] 于静,高小坤,丁桂萍,等. 医用耗材库房规范化管理探讨[J]. 重庆医学,2014,43(23):3104—3105.

[34] 祖贺飞,刘丽华,曹德森,等. ERP环境下医用耗材管理标准体系设计[J]. 中国医院,2014,18(8):16—17.

[35] 邹俐爱,谢金亮,付敬,等. 关注一次性医用耗材的经济和环境影响[J]. 中国卫生经济,2014,33(1):51—52.

[36] 王海平. G医院医用耗材供应管理及其流程优化研究[D]. 广州:华南理工大学,2013.

[37] 景瑞琴,周新生. 国际医疗服务外包的兴起、监管与发展趋势[J].国际商务研究,2013,34(3):36—44,83.

[38] 谭彦宏,祁晓婷,缪绍武. 浅析大型综合医院特殊医用耗材管理存在的问题及对策[J]. 医疗卫生装备,2013,34(4):120—122.

[39] 张凤勤,陈姗姗. 医用耗材库房管理方式探讨[J]. 中华实用诊断与治疗杂志,2013,27(4):413—415.

[40] 丁效军,陈宇珂. 基于物流网的医用耗材管理系统设计[J]. 中国医学装备,2013,10(3):23—25.

[41] 赵奕华,李鑫,王水,等. 公立医院改革背景下医用耗材管理的困难与对策[J].中国医疗设备,2012,27(11):100—102.

[42] 戴捷,冯璐琼. 医疗机构医用耗材的物流管理与研究[J]. 中国医学装备,2012,9(4):56—59.

[43] 张奕,沈晨阳,刘帆. 医用高值耗材资质证件有效期的精细化管理[J]. 中国医院管理,2012,32(4):63—64.

[44] 陈雷,杨吉江,王青. 基于规则引擎的隐私数据访问控制系统[J]. 中国数字医学,2012,7(3):63—66.

[45] 李姗姗. 中国医疗服务业政策研究[D]. 大连:东北财经大学,2011.

[46] 李劲松,王华琼,张小光. 数字化医院的信息一元化管理[J]. 医学信息学杂志,

2011,32(5):19—22,53.

[47] 韩蕾. 中国医疗服务业政府规制研究[D]. 沈阳:辽宁大学,2010.

[48] 潘炳尧. 日本王子制纸与代理公司合作对生产和库存实行一元化管理加速物流合理化[J].造纸信息,2007(7):45.

[49] 樊艳萍. 生物医学工程发展史与方法论研究[EB/OL].http://www.chinaqking.com/yc/2017/942386.html.

[50] 李海云,景斌,于红玉. 生物医学工程学科发展的思考[J]. 北京生物医学工程,2015(6):627.

[51] 罗晓晗. 生物医学工程学科发展的思考[EB/OL].http://www.ynpxrz.com/n1974185c1282.aspx.

[52] 韩东亚,余玉刚. 智慧物流[M]. 北京:中国财富出版社,2018.

[53] 张余华. 现代物流管理[M]. 3版. 北京:清华大学出版社,2017.

[54] 朱传波. 物流与供应链管理:新商业、新链接、新物流[M]. 北京:机械工业出版社,2018.

[55] 燕鹏飞. 智能物流:链接"互联网＋"时代亿万商业梦想[M]. 北京:人民邮电出版社,2017.

[56] 张宇. 智慧物流与供应链[M]. 北京:电子工业出版社,2016.

[57] 于胜英. 智慧物流信息网络[M]. 北京:电子工业出版社,2016.

[58] LI Y, WU Q, XU L, et al. Factors affecting catastrophic health expenditure and impoverishment from medical expenses in China: policy implications of universal health insurance[J]. Bulletin of the World Health Organization, 2012, 90(9): 664—671.

[59] MENG Q, XU L, ZHANG Y, et al. Trends in access to health services and financial protection in China between 2003 and 2011: a cross-sectional study [J]. The Lancet, 2012, 379(9818): 805—814.

[60] 新华社. 中共中央国务院关于深化医药卫生体制改革的意见[EB/OL].http://www.gov.cn/test/2009—04/08/content_1280069.htm.

[61] 中国政府网. 国务院办公厅关于城市公立医院综合改革试点的指导意见[EB/OL].http://www.scio.gov.cn/32344/32345/32347/33156/xgzc33162/Document/1442277/1442277.htm.

[62] 卢海桦. 医药供应链管理创新模式研究[D].上海:上海交通大学,2014.

[63] FU R, WANG Y, BAO H, et al. Trend of urban-rural disparities in hospital admissions and medical expenditure in China from 2003 to 2011[J]. PloS One,

2014, 9(9): e108571.

[64] LIANG X, GUO H, JIN C, et al. The effect of new cooperative medical scheme on health outcomes and alleviating catastrophic health expenditure in China: a systematic review[J]. PLoS One, 2012, 7(8): e40850.

[65] SHABALOVSKAYA S A. On the nature of the biocompatibility and on medical applications of NiTi shape memory and superelastic alloys[J]. Bio-Medical Materials and Engineering, 1996, 6(4): 267—289.

[66] LUO J. Process management for purchase & supply of high-cost medical consumables in hospitals[J]. Chinese Medical Equipment Journal, 2007, 28(11): 48—49.

[67] YANG J, LU Q, LI C. Standardization of medical consumables management[J]. Chinese Medical Equipment Journal, 2006, 27(9): 50—51.

[68] LIU X, WEI L, PENG M. Talking about management of medical disposable materials-change of mode and structure of management[J]. Information of Medical Equipment, 2006, 21(6):57—58.

[69] 谭克希. 医药物流延伸下××医院药品SPD物流方案研究[D]. 南宁:广西大学, 2016.

[70] BHAKOO V, SiINGH P, SOHAL A. Collaborative management of inventory in Australian hospital supply chains: practices and issues[J]. Supply Chain Management: An International Journal, 2012, 17(2): 217—230.

[71] APTEL O, POURJALALI H. Improving activities and decreasing costs of logistics in hospitals: a comparison of US and French hospitals[J]. The International Journal of Accounting, 2001, 36(1): 65—90.

[72] PAN Z X, POKHAREL S. Logistics in hospitals: a case study of some Singapore hospitals[J]. Leadership in Health Services, 2007, 20(3): 195—207.

[73] KAFETZIDAKIS I, MIHIOTIS A. Logistics in the health care system: the case of Greek hospitals[J]. International Journal of Business Administration, 2012, 3(5):2190—2208.

[74] 屠庆,周嫣,钱正,等. 医用耗材"SPD一体化供应和配送"模式在临床护理单元的应用与效果评价[J]. 中国护理管理, 2016, 16(3): 415—418.

[75] 笠原庸介. SPDの现状と将来 SPDの定義と運営形態[J].イザイ,2007(4): 71—75.

[76] DEMBIńSKA-CYRAN I. Internal and external supply chain of hospital[J]. Log-Forum, 2005, 1(5):1—7.

[77] 佐藤純司. 中央材料室滅菌物管理に関する業務整理と一元化管理の取り組みについて[J]. 医療機器学, 2011, 81(2):132.

[78] 温艳. 基于供应链的医院物资集成化管理模式与方法研究[D]. 天津:天津大学, 2012.

[79] 孙涛. 供应链协同服务平台应用于医院药品一体化管理模式的探讨[D]. 郑州:郑州大学, 2016.

[80] ROSSETTI M D, BUYURGAN N, POHL E. Medical supply logistics[M]// HALL R. Handbook of Healthcare System Scheduling. Springer US, 2012: 245—280.

[81] 中华人民共和国国家卫生和计划生育委员会. 关于印发《高值医用耗材集中采购工作规范(试行)》的通知[EB/OL]. http://www.moh.gov.cn/mohghcws/s3578/ 201301/d9b4637a63b641aa953baf2a6499b760.shtml.

[82] 吴敏, 汤黎明, 于京杰, 等. 关于医用耗材分类的探讨[J]. 医疗卫生装备, 2006, 27(10): 55—56.

[83] 赵道致, 王振强. 采购与供应管理[M]. 北京:清华大学出版社, 2009.

[84] 伍蓓, 王珊珊. 采购与供应管理[M]. 杭州:浙江大学出版社, 2010.

[85] 李力, 陈宏, 王进发. 基于模糊层次分析法的军品供应商选择体系研究[J]. 管理学报, 2007, 4(1): 40—47.

[86] DICKSON G W. An analysis of vendors election systems and decisions[J]. Journal of Purchasing, 1966(2):5—17.

[87] WEBER C A, CURRENT J R, BENTON W C. Vendor selection criteria and methods[J]. European Journal of Operational Research, 1999(50): 2—18.

[88] HO W, XU X, DEY P K. Multi-criteria decision making approaches for supplier evaluation and selection: a literature review[J]. European Journal of Operational research, 2010, 202(1): 16—24.

[89] 徐哲, 冯喆. ABC 法与数学规划相结合对供应商选择问题的研究[J]. 科技管理研究, 2004, 24(4): 122—124.

[90] TIMMERMAN E. An approach to vendor performance evaluation[J]. Journal of Supply Chain Management, 1986, 22(4): 2—8.

[91] ROODHOOFT F, KONINGS J. Vendor selection and evaluation an activity based costing approach[J]. European Journal of Operational Research, 1997, 96 (1): 97—102.

[92] SAATY T L, ALEXANDER J M. Thinking with models: mathematical models in the physical, biological, and social sciences[M]. Pittburgh: RWS Publications, 1981.

[93] LAMBERT D M, ADAMS R J, EMMELHAINZ M A. Supplier selection criteria in the healthcare industry: a comparison of importance and performace[J]. Journal of Supply Chain Management, 1997, 33(4): 16—22.

[94] AZZI A, PERSONA A, SGARBOSSA F, et al. Drug inventory management and distribution: outsourcing logistics to third-party providers[J]. Strategic Outsourcing: An International Journal, 2013, 6(1): 48—64.

[95] IANNONE R, LAMBIASE A, MIRANDA S, et al. Pulling drugs along the supply chain: centralization of hospitals' inventory[J]. International Journal of Engineering Business Management, 2014, 6(21): 1—11.

[96] MCKONE-SWEET K E, HAMILTON P, WILLIS S B. The ailing healthcare supply chain: a prescription for change[J]. Journal of Supply Chain Management, 2005, 41(1): 4—17.

[97] MACHADO G C, CRESPO C J, MAIA A. Vendor managed inventory (VMI): evidences from lean deployment in healthcare[J]. Strategic Outsourcing: An International Journal, 2013, 6(1): 8—24.

[98] HASZLINNA M N, POTTER A. Healthcare supply chain management in malaysia: a case study[J]. Supply Chain Management: An International Journal, 2009, 14(3): 234—243.

[99] MATOPOULOS A, MICHAILIDOU L. Healthcare supply chains: a case study of hospital-vendor collaborative practices[J]. International Journal of Logistics Systems and Management, 2013, 15(2): 288—303.

[100] BHAKOO V, CHAN C. Collaborative implementation of e-business processes within the health-care supply chain: the monash pharmacy project[J]. Supply Chain Management: An International Journal, 2011, 16(3): 184—193.

[101] EPSTEIN R H, DEXTER F. Economic analysis of linking operating room scheduling and hospital material management information systems for just-in-time

inventory control[J]. Anesthesia & Analgesia, 2000, 91(2): 337—343.

[102] BENDAVID Y, BOECK H, PHILIPPE R. Redesigning the replenishment process of medical supplies in hospitals with RFID[J]. Business Process Management Journal, 2010, 16(6): 991—1013.

[103] BENDAVID Y, BOECK H, PHILIPPE R. RFID-enabled traceability system for consignment and high value products: a case study in the healthcare sector [J]. Journal of Medical Systems, 2012, 36(6): 3473—3489.

[104] 沈烽, 张健, 黄源, 等. ePS 供应商评分系统在医院药品采购管理体系中的应用 [J]. 中国药房, 2014, 25(1): 31—33.

[105] LOW C, CHEN Y H. Criteria for the evaluation of a cloud-based hospital information system outsourcing provider[J]. Journal of medical systems, 2012, 36 (6): 3543—3553.

[106] 罗诚祖, 周岚. 基于灰色关联分析的医院物资供应商选择与评价[J]. 医疗卫生装备, 2016, 37(1): 29—30.

[107] KARSAK E E, DURSUN M. An integrated fuzzy MCDM approach for supplier evaluation and selection[J]. Computers & Industrial Engineering, 2015(82): 82—93.

[108] 金伟, 吉建伟, 郑孔林, 等. 基于供应链模式的医院采购流程再造与管理实践 [J]. 中国医疗器械信息, 2012, 18(2): 33—36.

[109] MEHRALIAN G, GATARI A R, MORAKABATI M, et al. Developing a suitable model for supplier selection based on supply chain risks: an empirical study from Iranian pharmaceutical companies[J]. Iranian Journal of Pharmaceutical Research: IJPR, 2012, 11(1): 209.

[110] 崔鉴, 陈剑, 肖勇波. 行为库存管理研究综述及前景展望[J]. 管理科学学报, 2011, 14(6): 96—108.

[111] 朱道立, 龚国华, 罗齐. 物流和供应链管理[M]. 上海: 复旦大学出版社, 2001.

[112] 戢守峰, 岳美思, 唐金环, 等. 基于 CPFR 的分销商可替代协同补货模型[J]. 中国管理科学, 2013, (V1): 105—110.

[113] 王连月. 物联网环境下建筑供应链库存协同管理的研究[J]. 物流技术, 2014, 33 (8): 380—381.

[114] 徐春迎, 阮文彪. 供应链不确定性与安全库存研究[J]. 商业研究, 2005, (13): 65—68.

[115] 杨静，卢岚. 基于协同补货期库存协调模型的扩展研究[J]. 工业工程，2006，9
    (4)：24—26.

[116] DURHAM J D, ROBERTS S D. A dynamic control system for hospital invento-
    ries[C]//ACM. Proceedings of the 6th conference on winter simulation. New
    York: ACM, 1973: 886.

[117] VAN L J, DENNIS J, MALSTROM E M. Materials management system for
    medical/surgical supplies[C]//1984 fall industrial engineering conference-inte-
    grating people and technology. 1984: 430—436.

[118] GARY J P. Logistics in the health care industry[J]. International Journal of
    Physical Distribution & Logistics Management, 1998, 28(9,10): 741—772.

[119] NICHOLSON L, VAKHARIA A J, ERENGUC S S. Outsourcing inventory
    management decisions in healthcare: models and application[J]. European Jour-
    nal of Operational Research, 2004, 154(1): 271—290.

[120] DELLAERT N, POEL E. Global inventory control in an academic hospital[J].
    International Journal of Production Economics, 1996, 46: 277—284.

[121] BIJVANK M, VIS I F A. Inventory control for point-of-use locations in hospitals
    [J]. Journal of the Operational Research Society, 2012, 63(4): 497—510.

[122] GUERRERO W J, YEUNG T G, GUÉRET C. Joint-optimization of inventory
    policies on a multi-product multi-echelon pharmaceutical system with batching
    and ordering constraints[J]. European Journal of Operational Research, 2013,
    231(1): 98—108.

[123] VILA-PARRISH A R, IVY J S, KING R E, et al. Patient-based pharmaceuti-
    cal inventory management: a two-stage inventory and production model for per-
    ishable products with markovian demand[J]. Health Systems, 2012, 1(1):
    69—83.

[124] LITTLE J, COUGHLAN B. Optimal inventory policy within hospital space con-
    straints[J]. Health Care Management Science, 2008, 11(2): 177—183.

[125] ROSALES C R, MAGAZINE M, RAO U. Point-of-use hybrid inventory policy
    for hospitals[J]. Decision Sciences, 2014, 45(5): 913—937.

[126] ROSALES C R. Technology enabled new inventory control policies in hospitals
    [D]. Cincinnati:University of Cincinnati, 2011.

［127］UTHAYAKUMAR R，PRIYAN S. Pharmaceutical supply chain and inventory management strategies：optimization for a pharmaceutical company and a hospital ［J］. Operations Research for Health Care，2013，2(3)：52—64.

［128］PRIYAN S，UTHAYAKUMAR R. Optimal inventory management strategies for pharmaceutical company and hospital supply chain in a fuzzy-stochastic environment［J］. Operations Research for Health Care，2014，3(4)：177—190.

［129］KELLE P，WOOSLEY J，SCHNEIDER H. Pharmaceutical supply chain specifics and inventory solutions for a hospital case［J］. Operations Research for Health Care，2012，1(2)：54—63.

［130］王丹，胡小建，卢朝东. 基于 RFID 技术的医疗耗材库存控制策略研究［J］. 物流工程与管理，2016，38(9)：27—30.

［131］CRUZ C O，MARQUES R C. Flexible contracts to cope with uncertainty in public-private partnerships ［J］. International Journal of Project Management，2013，31(3)：473—483.

［132］BRENNAN C D. Integrating the healthcare supply chain［J］. Healthcare Financial Management：Journal of the Healthcare Financial Management Association，1998，52(1)：31—34.

［133］VARGHESE V，ROSSETTI M，POHL E，et al. Applying actual usage inventory management best practice in a health care supply chain ［J］. International Journal of Supply Chain Management，2012，1(2)：1—10.

［134］HAAVIK S. Building a demand-driven，vendor-managed supply chain ［J］. Healthcare Financial Management，2000，54(2)：56—56.

［135］CHENG C Y，CHIANG K L，CHEN M Y. Intermittent demand forecasting in a tertiary pediatric intensive care unit［J］. Journal of Medical Systems，2016，40(10)：217.

［136］邓险锋. 浅谈需求预测在医用耗材库存管理中的应用［J］. 经营管理者，2012(7)：95—95.

［137］周颖，罗利，章怡，等. 组合预测模型在医用耗材库存需求预测中的应用［J］. 中国卫生统计，2013，30(6)：896—898.

［138］RAMOS M I，CUBILLAS J J，FEITO F R. Improvement of the prediction of drugs demand using spatial data mining tools［J］. Journal of Medical Systems，2016，40(1)：6.

[139] GHOUSI R, MEHRANI S, MOMENI M, et al. Application of data mining techniques in drug consumption forecasting help pharmaceutical industry production planning[C]//Proceedings of the 2012 international conference on industrial engineering and operations management. 2012: 3—6.

[140] El-ISKANDARANI M A, DARWISH S M, HEFNAWY M A. Drug consumption prediction through temporal pattern matching[C]//Proceedings of the World Congress on Engineering. 2013: 3.

[141] LIANG W Y, HUANG C C. Agent-based demand forecast in multi-echelon supply chain[J]. Decision Support Systems, 2006, 42(1): 390—407.

[142] JEONG B, JUNG H S, PARK N K. A computerized causal forecasting system using genetic algorithms in supply chain management[J]. Journal of Systems and Software, 2002, 60(3): 223—237.

[143] HE W. An inventory controlled supply chain model based on improved BP neural network[J]. Discrete Dynamics in Nature and Society, 2013(5):1—7.

[144] BANSAL K, VADHAVKAR S, GUPTA A. Brief application description neural networks based forecasting techniques for inventory control applications[J]. Data Mining and Knowledge Discovery, 1998, 2(1): 97—102.

[145] 杨志超, 张成龙, 葛乐, 等. 基于熵权法的绝缘子污闪状态模糊综合评价[J]. 电力自动化设备, 2014, 34(4): 90—94.

[146] 罗毅, 李昱龙. 基于熵权法和灰色关联分析法的输电网规划方案综合决策[J]. 电网技术, 2013, 37(1): 77—81.

[147] 孔峰, 贾宇, 贾杰. 基于 VIKOR 法的企业技术创新综合能力评价模型研究[J]. 技术经济, 2008, 27(2): 26—30.

[148] 马永杰, 云文霞. 遗传算法研究进展[J]. 计算机应用研究, 2012, 29(4): 1201—1206.

[149] 董海鹰, 魏占宏, 赵香桂, 等. 基于多种群遗传算法的电动变桨系统的变论域模糊控制[J]. 控制工程, 2014, 21(2): 182—188.

[150] 杨锡运, 关文渊, 刘玉奇, 等. 基于粒子群优化的核极限学习机模型的风电功率区间预测方法[J]. 中国电机工程学报, 2015, 35(S1): 146—152.

[151] 雷秀娟, 付阿利, 孙晶晶. 改进 PSO 算法的性能分析与研究[J]. 计算机应用研究, 2010, 27(2): 453—458.

[152] 薛善召. 基于层次分析法和熵权法的物流供应商评价[J]. 甘肃科学学报, 2016, 28(3): 118—124.

[153] SAFARI H, FAGHEYI M S, AHANGARI S S, et al. Applying promethee method based on entropy weight for supplier selection[J]. Business Management and Strategy, 2012, 3(1): 97—106.

[154] SHEMSHADI A, SHIRAZI H, TOREIHI M, et al. A fuzzy VIKOR method for supplier selection based on entropy measure for objective weighting[J]. Expert Systems with Applications, 2011, 38(10): 12160—12167.

[155] LIU P, ZHANG X. Research on the supplier selection of a supply chain based on entropy weight and improved ELECTRE-III method[J]. International Journal of Production Research, 2011, 49(3): 637—646.

[156] 夏绪辉, 胡俊峰, 王蕾. 基于 VIKOR 的再制造服务供应商选择决策方法[J]. 武汉科技大学学报, 2017, 40(4): 295—301.

[157] PARKOUHI S V, GHADIKOLAEI A S. A resilience approach for supplier selection: using fuzzy analytic network process and grey VIKOR techniques[J]. Journal of Cleaner Production, 2017(161): 431—451.

[158] WU Y, CHEN K, ZENG B, et al. Supplier selection in nuclear power industry with extended VIKOR method under linguistic information[J]. Applied Soft Computing, 2016(48): 444—457.

[159] MAHMOUDI A, SADI-NEZHAD S, MAKUI A. An extended fuzzy VIKOR for group decision-making based on fuzzy distance to supplier selection[J]. Scientia Iranica. Transaction E, Industrial Engineering, 2016, 23(4): 1879.

[160] PASANDIDEH S H R, NIAKI S T A, NIA A R. A genetic algorithm for vendor managed inventory control system of multi-product multi-constraint economic order quantity model[J]. Expert Systems with Applications, 2011, 38(3): 2708—2716.

[161] DANIEL J S R, RAJENDRAN C. A simulation-based genetic algorithm for inventory optimization in a serial supply chain[J]. International Transactions in Operational Research, 2005, 12(1): 101—127.

[162] MAITI M K, MAITI M. Two-torage inventory model with lot-size dependent fuzzy lead-time under possibility constraints via genetic algorithm[J]. European Journal of Operational Research, 2007, 179(2): 352—371.

[163] TALEIZADEH A A, NIAKI S T A, ARYANEZHAD M B, et al. A hybrid method of fuzzy simulation and genetic algorithm to optimize constrained inventory control systems with stochastic replenishments and fuzzy demand[J]. Information Sciences, 2013, 220(3): 425—441.

[164] MAITI M K. A fuzzy genetic algorithm with varying population size to solve an inventory model with credit-linked promotional demand in an imprecise planning horizon[C]//IEEE. European solid-state circuits conference. New York: IEEE, 2015: 96—106.

[165] MAITI A K, BHUNIA A K, MAITI M. An application of real-coded genetic algorithm (RCGA) for mixed integer non-linear programming in two-storage multi-item inventory model with discount policy[J]. Applied Mathematics & Computation, 2006, 183(2): 903—915.

[166] MOIN N H, SALHI S, AZIZ N A B. An efficient hybrid genetic algorithm for the multi-product multi-period inventory routing problem[J]. International Journal of Production Economics, 2011, 133(1): 334—343.

[167] WU Q. Product demand forecasts using wavelet kernel support vector machine and particle swarm optimization in manufacture system[J]. Journal of Computational & Applied Mathematics, 2010, 233(10): 2481—2491.

[168] NOORUL A, KANNAN. Effect of forecasting on the multi-echelon distribution inventory supply chain cost using neural network, genetic algorithm and particle swarm optimisation[J]. International Journal of Services Operations & Informatics, 2006, 1(1,2): 1—22.

[169] SADEGHI J, SADEGHI S, NIAKI S T A. Optimizing a hybrid vendor-managed inventory and transportation problem with fuzzy demand: an improved particle swarm optimization algorithm[J]. Information Sciences, 2014, 272(C): 126—144.

[170] 张和华, 李剑, 李姝颖, 等. 医疗器械集中采购配送模式的建立与应用[J]. 医疗卫生装备, 2017, 38(5): 126—128.

[171] DEMBIńSKA-CYRAN I. Internal and external supply chain of hospital[J]. LogForum, 2005, 1(5):1—7.

[172] 刘阳, 石馨. 基于"物联网＋"的医用耗材管理模式探究[J]. 中国医疗设备, 2016 (8): 118—120.

[173] 季敏，奚玉鸣，吴涛. 新医改背景下的医院药品物流管理模式初探[J]. 上海医药，2013（19）：25—27.

[174] 尹军，戴晨曦，张和华，等. 医疗器械院内物流系统的构建及作用[J]. 医疗卫生装备，2016，37(11)：129—131.

[175] 刘柳，陈超，葛卫红，等. 引入 SPD 体系加强手术室麻醉药品管理[J]. 药学与临床研究，2013，21(4)：395—397.

[176] 许冠吾，吴涛. SPD 供应链下医院耗材收费规范研究[J]. 卫生经济研究，2016（12）：54—57.

[177] 李斌，张红雁，陈燕旸，等. 集团医院建立医疗设备供应商管理评价体系的探索[J]. 中国医疗设备，2006，21(4)：21—22.

[178] 王云鹏，刘伟军，武卓，等. 医用耗材供应商评价机制的探究[J]. 中国医疗设备，2016，31(3)：142—143.

[179] SANTOS L F D O M, OSIRO L, LIMA R H P. A model based on 2-tuple fuzzy linguistic representation and analytic hierarchy process for supplier segmentation using qualitative and quantitative criteria[J]. Expert Systems with Applications, 2017, (79):53—64.

[180] TADIć D, STEFANOVIć M, ALEKSIć A. The evaluation and ranking of medical device suppliers by using fuzzy topsis methodology[J]. Journal of Intelligent & Fuzzy Systems, 2014, 27(4)：2091 - 2101.

[181] 李远远，刘光前. 基于 AHP-熵权法的煤矿生产物流安全评价[J]. 安全与环境学报，2015，15(3)：29—33.

[182] 周莹. 农产品批发市场配送模式的选择[D]. 长沙：湖南大学，2015.

[183] 欧阳森，石怡理. 改进熵权法及其在电能质量评估中的应用[J]. 电力系统自动化，2013，37(21)：156—159.

[184] 袁宇，关涛，闫相斌，等. 基于混合 VIKOR 方法的供应商选择决策模型[J]. 控制与决策，2014，29(3)：551—560.

[185] 张俊才，赵丽娟，赵怡. 医院设备购置中的供应商选择[J]. 中国医疗设备，2004，19(4)：53—55.

[186] 罗诚祖. 基于灰色关联分析的医院物资供应商选择与评价[E]// 中华医学会医学工程学分会第十五次全国学术年会，2015.

[187] 沈烽，张健，黄源，等. ePS供应商评分系统在医院药品采购管理体系中的应用[J]. 中国药房，2014，(1)：31—33.

[188] 李明芳，王道平．延期支付期限与订货量相关情形下的 EOQ 模型[J]．系统管理学报，2011，20(4)：389—397．

[189] 李怡娜，徐学军，叶飞．允许缺货的可控提前期供应链库存优化与协调[J]．工业工程与管理，2008，13(1)：41—46．

[190] 桂寿平，栗叔林，张智勇，等．允许缺货且具有随机缺陷率的 EOQ 模型研究[J]．管理工程学报，2011，25(1)：140—147．

[191] 郭慧，林大钧，潘家祯，等．基于多种群遗传算法的圆柱度误差评定[J]．工程图学学报，2008，29(4)：48—53．

[192] 张涵宇，郭红，田宗梅，等．基于GS1医疗器械唯一标识的医用耗材信息化管理体系建设与实践[J]．中国医疗设备，2019，34(5)：102—106．

[193] 王雯萱，张涵，张凤勤，等．高值医用耗材智能库房的构建与应用研究[J]．中国医学装备，2018，15(10)：128—131．

[194] 王桂英，李梦男，张宇．低值医用耗材第三方集中配送服务模式的探索[J]．中国医疗设备，2018，33(10)：157—161．

[195] 卜祥磊，叶华，谢卫华．医用耗材供应链管理中存在的问题分析与思考[J]．医疗卫生装备，2018，39(9)：82—85．

[196] 郭红梅，李丽，晋子纯．"6S"管理在医用耗材二级库房管理中的实践[J]．山西医药杂志，2018，47(16)：1965—1967．

[197] 苏波．医用耗材库房管理方式分析[J]．中国医疗器械信息，2018，24(14)：159—160．

[198] 夏其文．医用耗材准入管理中存在的问题、对策及准入流程[J]．医疗装备，2018，31(12)：65—66．

[199] 霍敏婷．精细化在医用耗材及供应商资质文档管理中的应用[J]．办公室业务，2018(12)：142，148．

[200] 戴斌，叶小芳，张雨蒙．医用耗材集中采购现状及发展[J]．中国招标，2018(20)：19—21．

[201] 邓文艳，张玉华，徐向天，等．高值耗材的闭环管理及效果分析[J]．中国医疗设备，2018，33(5)：143—146．

[202] 温永芬，尹崇麟，何利，等．浅谈我国三甲医院第三类医疗器械追溯管理存在的问题及其对策[J]．医学与法学，2018，10(2)：51—53．

[203] 罗冰洁，刘建，金蓓，等．医用耗材供应商绩效评价指标体系研究[J]．中国数字医学，2018，13(4)：106—107，102．

［204］查君林.基于RFID技术的低值医用耗材物联网管理探讨［J］.信息与电脑(理论版),2018(6):140－142.

［205］殷相飞,余芳,张和华,等.新形势下医用耗材集中采购与配送模式分析［J］.医疗卫生装备,2018,39(2):84－87.

［206］杨顺锋.医院信息化未来发展方向分析［J］.无线互联科技,2018,15(1):134－135.

［207］戴姗姗,张振.浅谈医用耗材供应商评价［J］.新疆医学,2017,47(12):1454－1456.

［208］聂海鑫.我院医用耗材准入管理的改进与实践［J］.中国医疗设备,2017,32(10):157－159.

［209］吴晓芬,王磊,王培军.医院信息化顶层设计实践［J］.中国卫生人才,2017(7):18－22.

［210］杨琼.医用耗材档案信息化管理［J］.医疗装备,2017,30(9):93－94.

［211］林新,王珂.医院医用耗材全流程精细化管理的探讨［J］.实用医药杂志,2017,34(3):288－289.

［212］刘峰峰.物联网可追溯应用于医院高值医用耗材管理的新思路［J］.临床医药文献电子杂志,2017,4(15):2951,2954.

［213］张洁英,吴力涛,王刚.高值耗材追溯机制的监督管理与质量控制［J］.内蒙古科技与经济,2017(3):34－35.

［214］戴轶.医院信息化建设存在的一些问题及对策［J］.中国当代医药,2017,24(2):177－179.

［215］朱永佳.我院加强对医用耗材供应商管理的探索［J］.中国医疗设备,2016,31(8):116－117,120.

［216］朱红秀.我院对医用耗材供应商规范管理探讨［J］.中国医疗设备,2016,31(7):155－157.

［217］柳淑婧,冯刚.关于优化医院医用耗材库房管理模式研究［J］.医疗卫生装备,2016,37(3):132－134.

［218］刘清峰,赵芳,PANG X M.医疗器械质量特性与实施追溯体系的理论探讨［J］.智慧健康,2016,2(1):22－25.

［219］于静,高小坤,丁桂萍,等.医用耗材库房规范化管理探讨［J］.重庆医学,2014,43(23):3104－3105.

[220] 陈润生.对常用耗材供应商资质管理的思考[J].中国医学装备,2012,9(1):54—56.

[221] 王丽明.浅谈医用耗材库房的管理体会[J].计量与测试技术,2010,37(6):72—73,75.

[222] 常香远,陈远芳,郝淑芹.供应室诊疗包不同包装材料灭菌效果及成本分析[J].护理研究,2008,22(35):3264—3265.

[223] 谢俊贵,李志钢.社会信息化发展与和谐社会建设[J].湖南文理学院学报(社会科学版),2006(3):53—58.